Guía de la Clínica Mayo
sobre salud digestiva

John E. King, M.D.

Editor en jefe

Clínica Mayo

Rochester, Minnesota

La *Guía de la Clínica Mayo sobre salud digestiva* proporciona información confiable, práctica y fácil de comprender para identificar y manejar los trastornos digestivos. Gran parte de esta información deriva directamente de la experiencia de gastroenterólogos, hepatólogos y otros profesionales de atención de la salud de la Clínica Mayo. Este libro complementa las recomendaciones de su médico, a quien debe usted consultar los problemas médicos individuales. La *Guía de la Clínica Mayo sobre salud digestiva*, no avala a ninguna compañía o producto. Mayo, Clínica Mayo, Información sobre la Salud de la Clínica Mayo y el logo del triple escudo Mayo son marcas registradas de la Fundación Mayo para la Educación e Investigación Médica.

Fotografías: Fotos de la cubierta de PhotoDisc

Catálogo de la Biblioteca del Congreso Número: 00-132113

Edición original:
ISBN 1-893005-04-6
Edición en español:
ISBN 970-655-325-8

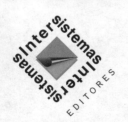

Intersistemas, S.A. de C.V.
Aguiar y Seijas No.75
México 11000, México, D.F.
Tel. (5255) 5520 2073
Fax. (5255) 5540 3764
E-mail: intersistemas@intersistemas.com.mx

Para ordenar más ejemplares:
www.medikatalogo.com o 01 800 9096900

Impreso en México
Primera edición

Las enfermedades digestivas

Los problemas digestivos son una de las razones más frecuentes por las que la gente busca atención médica. También una de las razones principales por las que la gente toma medicinas. Cada mes, más de 40 por ciento de adultos en Estados Unidos toma antiácidos u otras medicinas que suprimen el ácido para tratar las agruras. Otras molestias digestivas frecuentes incluyen indigestión, dolor abdominal, náusea, diarrea, estreñimiento y gases. Es posible que usted haya llegado a aceptar estos signos y síntomas como resultados de la digestión. Sin embargo, con frecuencia ésta es la forma en que su cuerpo le dice que algo está mal. Lo bueno es que con un diagnóstico temprano, la mayoría de problemas digestivos puede a menudo ser tratados con éxito.

En estas páginas encontrará consejos prácticos que puede seguir para identificar y tratar problemas digestivos antes que se vuelvan difíciles de manejar o que se conviertan en un peligro para su vida. También aprenderá respecto a los cambios en su estilo de vida que pueden reducir el riesgo de enfermedades digestivas. Este libro está basado en la experiencia de los médicos de la Clínica Mayo y las recomendaciones que proporcionan día con día en el cuidado de sus pacientes.

La Clínica Mayo

La Clínica Mayo se desarrolló a partir de la medicina de frontera del Dr. William Worral Mayo, y la sociedad con sus dos hijos, William J. y Charles H. Mayo a principios de 1900. Presionados por las demandas de su ocupada práctica quirúrgica en Rochester, Minnesota, los hermanos Mayo invitaron a otros médicos a unirse a ellos, siendo pioneros de la práctica privada en grupo de la medicina. Actualmente, con más de 2 000 médicos y científicos en sus tres principales sitios en Rochester, Minn., Jacksonville, Fla. y Scottsdale, Ariz., la Clínica Mayo está dedicada a proporcionar diagnóstico integral, respuestas precisas y tratamientos eficaces.

Con la profundidad de sus conocimientos médicos, experiencia y pericia, la Clínica Mayo ocupa una posición sin paralelo como recurso de información para la salud. A partir de 1983 la Clínica Mayo ha publicado información confiable sobre salud para millones de consumidores a través de una diversidad de folletos, libros y servicios en línea, ganadores de premios. Los ingresos por nuestras publicaciones apoyan a los programas de la Clínica Mayo, incluyendo la educación y la investigación médica.

Personal editorial

Editor en jefe
John E. King, M.D.

Editor senior
N. Nicole Spelhaug

Gerente editorial
Karen R. Wallevand

Copy editor
Edith Schwager

Investigadores editoriales
Brian M. Laing
Shawna L. O'Reilly

Escritores colaboradores
Rebecca Gonzalez-Campoy
Lee J. Engfer
Lynn Madsen
Stephen M. Miller

Director creativo
Daniel W. Brevick

**Formato y
produción artística**
Craig R. King

**Ilustraciones médicas y
gráficas**
Brian S. Fyffe
Steven P. Graepel
John V. Hagen
Michael A. King

Asistente editorial
Kathleen K. Iverson

Indexación
Larry Harrison

Revisores y colaboradores adicionales

David J. Brandhagen, M.D.
Michael Camilleri, M.D.
Eugene P. DiMagno, M.D.
Christopher J. Gostout, M.D.
C. Daniel Johnson, M.D.
Joseph A. Murray, M.D.

Jennifer K. Nelson, R.D.
Jacalyn A. See, R.D.
Johnson L. Thistle, M.D.
William J. Tremaine, M.D.
Tonia M. Young-Fadok, M.D.

Prefacio

Es posible que haya seleccionado este libro porque tiene molestias por un problema como agruras, dolor abdominal o diarrea y no está seguro de qué lo causa. O tal vez usted sabe cuál es su problema y está buscando información acerca de la mejor forma de tratarlo. Puede ser que esté buscando la forma para prevenir un trastorno digestivo.

Su tracto digestivo es un sistema complejo, altamente coordinado, que proporciona a su cuerpo la energía y nutrientes que necesita para vivir. Cuando usted considera que su tracto digestivo se extiende de la boca al ano e involucra varios órganos esenciales, no es difícil imaginarse la facilidad con que pueden ocurrir problemas.

Casi toda la gente presenta síntomas como agruras, diarrea, estreñimiento o molestias abdominales en algún momento. Pero debido a que son comunes, y las medicinas que se pueden obtener sin receta pueden aliviarlos temporalmente, muchos no buscan atención médica, o esperan demasiado tiempo. Si usted tiene síntomas recurrentes o persistentes, no los ignore, aunque sean leves. El tratamiento temprano puede evitar que su problema se convierta en severo y aumenta las probabilidades de que su trastorno pueda ser tratado con éxito o pueda ser curado.

En este libro encontrará información práctica y fácil de entender sobre la forma en que funciona su sistema digestivo, los factores que pueden interferir con su funcionamiento normal y la forma de prevenir los problemas digestivos. Discutimos los signos y síntomas frecuentemente asociados a este tipo de problemas, y los trastornos y enfermedades más frecuentemente responsables. Explicamos los procedimientos diagnósticos comunes que usan los médicos para identificar las causas de los problemas digestivos y dedicamos el resto del libro al tratamiento de las enfermedades y trastornos digestivos frecuentes.

Además de las recomendaciones de su médico, este libro puede ayudarlo a disfrutar la vida con menos problemas de tipo digestivo.

John E. King, M.D.
Editor en jefe

Contenido

Capítulo 1

Los estadounidenses y la digestión

Agruras, cólicos, náusea, diarrea, estreñimiento: éstas son sólo unas cuantas formas en que su estómago e intestino le avisan que no están bien. La mayoría de estadounidenses presenta estos síntomas en alguna ocasión. A menudo duran sólo un día o dos y desaparecen. Pero en mucha gente los síntomas persisten y se vuelven una molestia diaria.

Se calcula que uno de cada tres estadounidenses —tal vez más— combate regularmente algún tipo de problema digestivo. Usted puede ver la evidencia en su farmacia, supermercado o tienda de descuento. Los estantes tienen cada vez más medicinas para tratar los trastornos digestivos: antiácidos, bloqueadores del ácido, laxantes, suplementos de fibra y antidiarreicos. Cada año los estadounidenses gastan más de tres mil millones de dólares en estos productos que se pueden obtener sin receta.

Aunque pueden ayudar a aliviar sus síntomas, las medicinas pueden no ser la respuesta. Si usted tiene un problema digestivo, es importante que vea a un médico que valore sus síntomas. Los problemas digestivos pueden ocurrir por muchas razones. Si se conoce la causa de su problema, usted y su médico pueden trabajar juntos en un plan para tratar su trastorno, y posiblemente incluso curarlo. La acción temprana de su parte puede prevenir también que un trastorno serio se convierta en un peligro para su vida.

Un cambio en el estilo de vida

¿Son los problemas digestivos más frecuentes ahora que hace algunos años? No hay cifras que puedan proporcionar una respuesta definitiva. Sin embargo, diversos factores, incluyendo la popularidad de las medicinas que pueden obtenerse sin receta, sugieren que esto es así.

¿Por qué más gente presenta problemas del estómago y del intestino? Pueden existir muchas razones, pero un probable culpable es el estilo de vida a la americana.

Comer apresuradamente. Los horarios erráticos hacen que más gente se apresure a tomar sus alimentos o a comer durante sus actividades. Cuando usted come con prisa, tiende a no masticar el alimento lo suficiente o a no triturarlo en fragmentos suficientemente pequeños. Esto hace que su sistema digestivo tenga que trabajar más. Cuando usted engulle el alimento, deglute más aire que cuando come lentamente, y esto conduce a eructos y gas intestinal.

Una alimentación rica en grasa. Los restaurantes de comidas rápidas y los alimentos precocinados son populares en el estilo de vida de la gente ocupada. Pero a menudo la grasa y el exceso de calorías acompañan a estas ventajas. El estadounidense promedio come demasiada grasa y no consume suficiente fibra, que se encuentra en frutas, vegetales y cereales. La fibra ayuda al alimento a pasar suavemente a través de su tracto digestivo. La grasa hace lo contrario. Hace más lenta la digestión.

Los estudios sugieren también que una alimentación rica en grasas saturadas (grasas animales) puede aumentar el riesgo de cáncer, especialmente cáncer del colon. No es clara la forma en que la grasa puede contribuir al cáncer, pero las investigaciones sugieren que puede favorecer la formación de sustancias que causan cáncer (carcinógenos).

Inactividad. El estadounidense promedio se está volviendo cada vez más sedentario. La actividad física regular es importante para la digestión porque ayuda a acelerar el movimiento de los residuos alimenticios a través de su tracto digestivo, además de ayudar a mantener un peso saludable.

Obesidad. Demasiada grasa y poco ejercicio han tenido como resultado demasiados estadounidenses obesos. Casi uno de cada cinco estadounidenses adultos es obeso, es decir, que tiene por lo menos 30 por ciento más del peso saludable. Esto es un aumento casi del 50 por ciento en la tasa de obesidad en comparación con 1991, cuando un poco más de una persona de cada 10 era obesa.

El exceso de peso se asocia a diversos problemas digestivos. El más frecuente es la enfermedad por reflujo gastroesofágico (ERGE). Los kilos de más aumentan la presión en el abdomen y presionan el estómago. El aumento de presión en el estómago hace que regrese el ácido del estómago al esófago, causando una sensación de ardor en el esófago (agruras) e inflamación de los tejidos que lo recubren (esofagitis). El exceso de peso aumenta el riesgo de enfermedad de la vesícula biliar y posiblemente de cáncer del colon.

Estrés. Muchos estadounidenses llevan vidas estresantes. Su organismo no digiere bien el alimento en esta situación. Se concentra en el estrés, dejando menos volumen de sangre para otras funciones, como la digestión.

Fumar. Los fumadores tienen mayor probabilidad de tener indigestión, úlceras en el estómago y cáncer en el esófago. Lo bueno es que una vez que usted deja de fumar, algunos de estos problemas digestivos pueden desaparecer.

Problemas según los números

La prevalencia de problemas digestivos se refleja en estas estadísticas generales:

- Aproximadamente 40 por ciento de estadounidenses presenta agruras por lo menos una vez al mes. Diez por ciento tiene agruras diariamente.
- Aproximadamente uno de cada cinco estadounidenses tiene problemas para digerir los productos lácteos, un trastorno llamado intolerancia a la lactosa.
- Aproximadamente 35 millones de estadounidenses presentan dolor abdominal, gas y diarrea o estreñimiento, asociados al síndrome del colon irritable.
- Casi cuatro millones de estadounidenses refieren que están estreñidos la mayoría o todo el tiempo.
- Aproximadamente cuatro millones de estadounidenses tienen úlcera.
- Casi cuatro millones de estadounidenses están infectados con el virus de la hepatitis C.
- El cáncer del colon y recto sigue al cáncer del pulmón como causa principal de muerte relacionada con el cáncer en Estados Unidos. Es responsable de la muerte de más de 50 000 personas al año.

Alcohol. Demasiado alcohol puede inflamar su estómago y relajar la válvula muscular (esfínter esofágico inferior) que sella y protege al esófago del ácido del estómago. Las mujeres pueden ser más susceptibles a los trastornos relacionados con el alcohol porque su organismo produce menos enzimas para degradar el alcohol.

En el principio

Un panorama general de la forma en que funciona la digestión le ayudará a entender por qué los problemas digestivos son tan frecuentes. Su sistema digestivo es mucho más que sólo su estómago e intestinos. Es un complejo sistema de órganos que transportan y convierten el alimento en energía. Debido a esto, la digestión es una de las funciones más importantes de su cuerpo.

La digestión empieza incluso antes del primer bocado. El aroma del alimento que usted va a consumir —o incluso el solo pensamiento de la comida— es suficiente para hacer que fluya saliva en su boca. Además de las glándulas más pequeñas de la boca, usted tiene tres pares de glándulas salivales grandes, cada una diseñada para diferentes propósitos. En conjunto, producen aproximadamente un litro y medio de saliva al día.

Glándulas parótidas. Estas glándulas están en sus mejillas, inmediatamente por abajo del lóbulo de la oreja. La presión de los molares, o el alimento salado o amargo, hacen que estas glándulas excreten la saliva más fuerte, que contiene la enzima amilasa. Esta enzima empieza a convertir los almidones en azúcar. Al masticar, puede sentir de hecho cómo el sabor del alimento se hace más dulce. La saliva de las glándulas parótidas contiene también anticuerpos que combaten a las bacterias.

Glándulas submandibulares. Se encuentran en la parte posterior de su boca a lo largo de cada lado de las mandíbulas y debajo de la lengua. Estas glándulas son activadas por los alimentos agrios y grasos. Producen una saliva espesa que ayuda a deglutir el alimento voluminoso.

Glándulas sublinguales: Las más pequeñas de los tres pares de glándulas están localizadas en el tejido del piso de la boca, inmediatamente por debajo de la lengua. La saliva que producen es más delgada, ideal para diluir el azúcar. Las glándulas sublinguales son activadas por alimentos dulces y azúcares naturales de las frutas y vegetales.

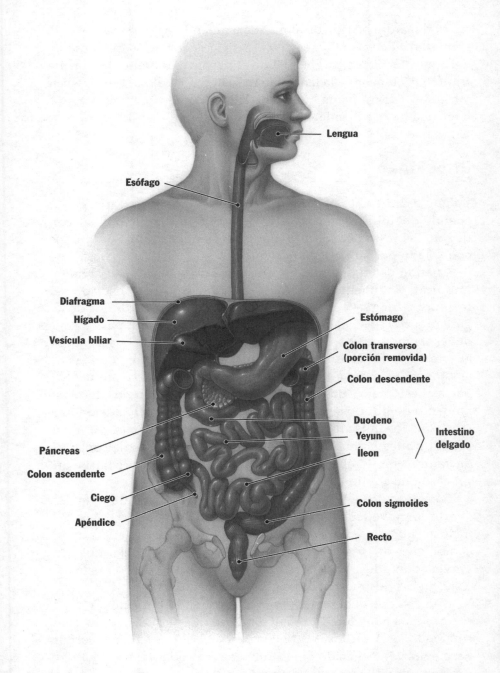

El tracto digestivo empieza en la boca y termina en el recto. Contiene varios órganos internos vitales.

Al tomar un bocado de alimento, las glándulas se activan y empiezan a dejar salir jugos que inician la degradación química del alimento. Sin embargo, no todo el trabajo es químico. Los dientes trituran el alimento y la lengua lo mezcla con la saliva. Este masticar y triturar transforma un bocado de alimento en lo que se llama bolo, una mezcla blanda, húmeda, redondeada, adecuada para deglutirse.

El esófago

Lo que usted coloca en su boca, el tiempo para masticarlo y cuándo deglutirlo son cosas que puede controlar. Pero una vez que deglute, el resto del proceso digestivo cambia a piloto automático, controlado por su sistema nervioso.

Cuando usted deglute, los músculos de la boca y la garganta impulsan el alimento a través de un anillo muscular relajado (esfínter esofágico superior) que conecta la parte posterior de la garganta con el esófago superior. De ahí, el alimento pasa a través del esófago, un tubo de 25 cm de largo que conecta la garganta con el estómago. En el esófago, los músculos se mueven en ondas sincronizadas —una después de otra— impulsando el alimento hacia el estómago. Los músculos que se encuentran por detrás del alimento deglutido se contraen, exprimiéndolo hacia adelante, en tanto que los músculos que están por delante se relajan para permitir que el alimento avance sin resistencia. Este patrón de contracción y relajación progresiva es llamado peristalsis, un proceso que continúa en todo el tracto digestivo.

Los músculos del tracto digestivo son tan fuertes que pueden vencer la gravedad y enviar el alimento al estómago y más allá, incluso si usted se pone de cabeza. Por eso los astronautas en condiciones de cero gravedad pueden comer. Para dejar que la gravedad ayude a la digestión, es mejor esperar por lo menos dos o tres horas después de comer para acostarse.

Una vez que el alimento llega al extremo inferior del esófago, se aproxima al esfínter esofágico inferior. Cuando usted no está comiendo, esta válvula muscular permanece fuertemente cerrada para evitar que el ácido del estómago retroceda (rejurgite) al esófago y cause agruras. La presión del alimento en el esófago es la señal para que esta válvula muscular se relaje y se abra para dejar pasar el alimento al estómago.

El estómago

El estómago se encuentra en la parte superior izquierda del abdomen, inmediatamente por debajo de las costillas. Es un saco muscular de unos 25 cm de largo que puede expanderse a los lados y contener aproximadamente cuatro litros de alimento y líquido. Cuando el estómago está vacío, sus tejidos se pliegan, un poco como un acordeón cerrado. Al llenarse y expanderse, los pliegues desaparecen gradualmente.

El estómago lleva a cabo dos funciones principales: continúa procesando el alimento, degradándolo en fragmentos más pequeños, y detiene el alimento, dejándolo pasar gradualmente al intestino delgado. Generalmente se requieren hasta dos horas para que el estómago se vacíe después de un alimento nutritivo, y cuatro horas o más si el alimento tiene mucha grasa.

Incluso antes que llegue el alimento los jugos gástricos empiezan a fluir. Ante la vista, el aroma y el sabor del alimento, el cerebro envía un mensaje al nervio vago indicando que el alimento vendrá pronto. El nervio vago lleva los mensajes del cerebro que controlan la digestión, la respiración y la circulación. En el mensaje que envía al estómago libera acetilcolina. Esta sustancia química inicia una reacción en cadena que inicia la contracción de los músculos del estómago y envía la señal para que las glándulas gástricas produzcan jugos digestivos. En condiciones normales, el estómago produce dos o tres litros de jugo gástrico al día.

Cuando el alimento llega del esófago, los músculos del estómago superior se relajan para dejarlo entrar. Las paredes del estómago, que están revestidas de tres capas de músculos potentes, empiezan a triturar el alimento mezclándolo en fragmentos cada vez más pequeños. Los jugos gástricos salen por pequeñas aberturas de las glándulas del estómago. Estas enzimas ayudan a degradar el alimento en un líquido espeso y cremoso llamado quimo.

El ácido clorhídrico es uno de los muchos jugos gástricos. Este ácido corrosivo pero útil podría disolver su estómago si no fuera por el moco alcalino y pegajoso que cubre las paredes del estómago. El ácido clorhídrico destruye las bacterias y microorganismos perjudiciales que se degluten con el alimento. El ácido del estómago activa la pepsina, una enzima que digiere proteínas, producida por el estómago. La pepsina funciona principalmente sobre la leche. Por lo demás, muy poca digestión química y absorción se llevan a cabo en el estómago, excepto por la absorción de aspirina y alcohol, los cuales pasan rápidamente a través del revestimiento del estómago directamente a la sangre.

Una vez que el alimento está bien mezclado, las ondas de las contracciones musculares empujan el contenido hacia abajo a la válvula pilórica para llegar a la porción superior del intestino delgado (duodeno). La válvula pilórica, otro esfínter muscular en forma de anillo, se abre sólo lo suficiente para permitir que el estómago deje salir cada vez menos de 4g de alimento al duodeno. El resto del alimento se mantiene en el estómago para seguirse mezclando.

Apetito, hambre y sensación de saciedad

El apetito es esa sensación agradable que le hace saber que es tiempo de comer. El hambre viene después, tal vez cuando ha pasado la hora normal de su alimento y el organismo se lo hace saber con contracciones desagradables de hambre. El apetito y el hambre funcionan juntos para hacer que usted coma regularmente.

Las sensaciones de apetito y hambre son controladas por una parte del cerebro llamada hipotálamo. Una porción del alimento que usted consume se convierte en azúcar (glucosa). Cuando el nivel de azúcar en la sangre disminuye, el hipotálamo lo nota y envía impulsos nerviosos al estómago por el nervio vago. Estos impulsos inician la liberación de jugos gástricos, y ponen en movimiento las contracciones musculares que producen las sensaciones de hambre. Usted puede oír al estómago gruñir al pasar los jugos y el aire al intestino.

Si no puede comer inmediatamente, estas sensaciones gradualmente disminuyen hasta desaparecer y puede no sentir hambre de nuevo durante varias horas. Pero después, cuando es tiempo del siguiente alimento, puede sentirse famélico.

Una vez que ha comido, su cerebro reconoce cuando está satisfecho. Al llenarse y distenderse el estómago a su capacidad normal, envía una señal de que el hambre ha sido satisfecha.

El intestino delgado, páncreas, hígado y vesícula biliar

El intestino delgado es el órgano digestivo principal del cuerpo, un conducto sinuoso que llena gran parte de su abdomen. Ahí es donde se completa la degradación química del alimento, y en donde la mayoría de los nutrientes se absorbe a la circulación sanguínea. La longitud del intestino delgado varía, pero en los adultos generalmente se aproxima a 7 metros de longitud.

El alimento que ha salido del estómago pasa al duodeno, que tiene unos 30 cm de longitud. En esta porción superior del intestino delgado continúa la degradación del alimento. Los jugos digestivos son canalizados al duodeno de los siguientes órganos:

Páncreas. El páncreas es una glándula rosada, blanda, que se encuentra en el abdomen superior, detrás de la parte inferior del estómago. Tiene forma de pescado, con una cabeza ancha, un cuerpo que se adelgaza y una cola estrecha. El páncreas tiene, en promedio, unos 15 cm de longitud y menos de cinco centímetros de ancho. Entre otras sustancias químicas, el páncreas produce dos tipos importantes de secreciones:

- Las hormonas insulina y glucagon, que ayudan a regular el metabolismo, incluyendo el nivel de azúcar en la sangre
- Enzimas digestivas que degradan proteínas, carbohidratos y grasas

Hígado. Localizado en el lado derecho del cuerpo y por debajo de la parte inferior de las costillas, el hígado es el órgano más grande del cuerpo, de tamaño similar a un balón de futbol americano. El hígado es también uno de los órganos más importantes: una virtual fábrica química que lleva a cabo más de 500 funciones. Incluyen el almacenamiento de nutrientes y la filtración y procesamiento de sustancias químicas del alimento. El hígado produce también la bilis, una solución verde amarillenta que ayuda a digerir las grasas degradando los glóbulos grandes de grasa en glóbulos más pequeños. Esto hace más fácil la digestión porque proporciona a las enzimas que digieren la grasa una mayor superficie. Como la orina, la bilis ayuda también a eliminar los productos de desecho.

Vesícula biliar. La vesícula biliar es parte del tracto biliar, el sistema que transporta la bilis. Es un saco pequeño y transparente adyacente al hígado que se ve de color verde porque almacena y concentra la bilis producida en el hígado. La vesícula biliar tiene unos 7.5 cm de longitud y almacena unos 56 g de bilis.

Cuando el organismo no está digiriendo alimento, la bilis que se produce continuamente en el hígado —hasta un litro al día— drena hacia los conductos biliares y llega a la vesícula biliar. Ahí, durante el almacenamiento, la vesícula biliar absorbe un poco del agua que constituye 97% de la bilis. Esto reduce la cantidad de bilis y concentra la bilis en una solución más potente. Cuando los alimentos grasos llegan al duodeno, una hormona envía una señal a la vesícula para contraerse y liberar la bilis almacenada a éste.

Con los jugos digestivos que convergen del páncreas, hígado y vesícula biliar —junto con otros secretados en las paredes del intestino delgado— la digestión alcanza su máximo. Sin embargo, el intestino delgado puede absorber sólo pequeñas cantidades de alimento digerido. Por lo tanto, su revestimiento muscular empieza a moverse en ondas de contracciones que dividen el alimento en pequeños segmentos más manejables.

La segunda porción del intestino delgado, el yeyuno, tiene unos 2.5 metros de longitud. Ahí es donde se completa la mayoría de la digestión. La tercera y última porción del intestino delgado, el íleon, tiene unos 4 metros de longitud. Su función principal es absorber los nutrientes remanentes a través de sus paredes celulares. Cuando el alimento alcanza la última porción del íleon, se ha absorbido la mayoría de vitaminas y nutrientes, excepto la vitamina B-12. La absorción de esta vitamina esencial se lleva a cabo en la última porción del íleon, llamada íleon terminal. Los ácidos biliares se absorben también en el íleon terminal. Cuando los ácidos biliares no son removidos de los desechos alimenticios, pueden causar diarrea.

El recorrido del alimento a través del intestino delgado generalmente tarda entre 30 minutos y tres horas, dependiendo de la composición del alimento.

El colon

También conocido como intestino grueso, el colon almacena y remueve los desechos que el cuerpo no puede digerir. Aun cuando el colon es más corto que el intestino delgado —hasta 1.8 metros de longitud— su diámetro es mayor. El colon enmarca casi completamente al intestino delgado en ambos lados, arriba y abajo (vea ilustración de la página 5).

El alimento entra al colon a través de otra válvula muscular (ileocecal) que actúa como compuerta. Esta válvula al final del intestino delgado se abre en una sola dirección, por lo que los residuos del alimento en el colon no pueden regresar al intestino delgado. Cuando los residuos del alimento llegan al colon, el organismo ha absorbido casi todos los nutrientes que puede. Lo que resta es agua, electrolitos, como sodio y cloro, y productos de desecho, como fibra, bacterias y células muertas desprendidas del revestimiento del tracto digestivo.

Durante las 12 a 24 horas cuando los desechos del alimento pasan a través del colon, el organismo absorbe casi toda el agua, un litro a un litro y medio al día. Los residuos, llamados heces, generalmente son blandos, pero formados. También están cargados de bacterias, que son inofensivas para el cuerpo mientras el colon esté intacto. Estas bacterias hacen que ciertos productos alimenticios fermenten, produciendo gas. Este gas, llamado flatos, es principalmente una mezcla inodora de hidrógeno, metano y bióxido de carbono. El olor deriva de ciertos alimentos, especialmente los alimentos ricos en azufre, como el ajo y la col, y los que tienen preservadores basados en azufre, como el pan, la cerveza y las papas fritas.

El residuo del alimento se mueve a través del colon mediante contracción muscular. Los músculos del colon dividen los desechos en segmentos pequeños. Después de cada alimento se lleva a cabo un considerable movimiento en el colon descendente. Durante este tiempo varios segmentos del desecho se unen para formar las heces que son impulsadas hacia abajo al colon inferior y al recto. Al distenderse las paredes del recto, envían la señal necesaria para expulsar las heces. Mientras más espere para expulsar las heces, más agua se absorbe del desecho. Esto hace que las heces sean más compactas, duras y difíciles de expulsar (estreñimiento).

Los músculos del esfínter en el ano funcionan como una válvula final. Cuando los músculos del esfínter se relajan las paredes del recto se contraen para aumentar la presión. Algunas veces tiene usted que hacer presión con los músculos abdominales, que presionan por fuera del colon y recto. Con esta coordinación de músculos, se expulsan las heces.

Mantenga saludable el tracto digestivo

La salud de su sistema digestivo tiene mucho que ver con su estilo de vida: los alimentos que consume, la cantidad de ejercicio que practica, las actividades del día y su nivel de estrés.

Notoriamente adaptable, el sistema digestivo humano puede ajustarse a una variedad infinita de alimentos. También puede tolerar una impresionante cantidad de estrés, así como el abuso de los alimentos ingeridos apresuradamente. Sin embargo, con el tiempo, una mala dieta y malos hábitos de alimentación pueden cobrarle sus derechos. Síntomas ocasionales, como agruras o dolor abdominal, pueden finalmente volverse más frecuentes y severos.

Sin embargo, no todos los problemas digestivos derivan del estilo de vida. Se cree que algunos trastornos son hereditarios, o relacionados con una infección. En otros, no se conoce la causa.

En los capítulos siguientes usted recibirá información que lo ayudará a cuidar su sistema digestivo y prevenir problemas serios, junto con estrategias para identificar y manejar trastornos que puede ya tener.

Capítulo 2

Receta para una digestión saludable

L o que usted pone en su plato cada día tiene mucho que ver con una buena digestión y salud. Pero no sólo lo que come es importante. Cuánto come, y en qué forma come —relajada o apresuradamente— tienen también un papel importante.

Usted no puede prevenir o controlar todos los problemas digestivos simplemente con cambios en el estilo de vida. Algunos trastornos digestivos son hereditarios, o se presentan por causas desconocidas, y su tratamiento requiere cuidados más avanzados. Pero los buenos hábitos del estilo de vida pueden ayudar mucho a conservar un sistema digestivo saludable. Aquí están los ingredientes para una buena digestión:

Consuma mucha fibra

Su estómago acepta casi todo. Sin embargo, ciertos alimentos tienden a pasar más fácil y rápidamente a través del tracto digestivo y lo ayudan a funcionar adecuadamente. Estos mismos alimentos son también los fundamentos de una dieta saludable.

Los alimentos derivados de las plantas —frutas, vegetales y alimentos hechos con granos enteros— contienen vitaminas, minerales y compuestos que pueden proteger contra el cáncer (fitoquímicos). Las plantas son también una excelente fuente de fibra, un nutriente especialmente importante para la digestión.

La fibra viene en dos formas: soluble e insoluble. La soluble absorbe hasta 15 veces su peso en agua y se desplaza a través del tracto digestivo, produciendo heces más blandas.

Es más abundante en la avena, legumbres y frutas. La fibra insoluble, que se encuentra en los vegetales y granos enteros, proporciona a las heces su volumen. El ablandamiento y volumen de las heces ayuda a prevenir el estreñimiento, algunos tipos de diarrea y los síntomas del colon irritable. Estas acciones disminuyen también la presión en el tracto intestinal, reduciendo el riesgo de hemorroides y enfermedad diverticular, un trastorno en el cual se forman bolsas en la pared intestinal.

La fibra tiene otros beneficios. Existen evidencias de que la fibra soluble puede disminuir el colesterol aumentando la cantidad de ácidos biliares excretados en las heces. Para elaborar más ácidos biliares el hígado extrae más colesterol de la sangre. La fibra puede mejorar también el control de la diabetes haciendo más lenta la liberación de azúcar a la sangre. Sin embargo, no se sabe si este beneficio es por la fibra, o porque las dietas ricas en fibra tienden a ser también bajas en grasas y contienen otros nutrientes que pueden afectar el control del azúcar. Igual que para el cáncer, los beneficios de la fibra no son claros. Algunos estudios sugieren que las dietas altas en fibra protegen del cáncer del colon y del cáncer mamario. Otros estudios no apoyan esta relación. Es posible que otros componentes en los alimentos ricos en fibra, como los fitoquímicos, puedan ser los agentes protectores reales.

Desafortunadamente, demasiadas personas no consumen suficiente fibra. Los estadounidenses consumen típicamente 10 a 15 gramos de fibra al día. Las guías de alimentación recomiendan el doble de esa cantidad. Para aumentar el consumo de fibra y promover la salud en general, presentamos aquí los tipos y las cantidades de alimentos recomendados para consumir todos los días. Enfatizando estos alimentos, limita también la grasa. El exceso de grasa hace más lenta la digestión y puede producir agruras, distensión y estreñimiento, además de aumentar el riesgo de enfermedad cardíaca, diabetes y tal vez cáncer del colon.

Granos: siete a ocho raciones.   Los granos —cereales, pan, arroz y pasta— son ricos en carbohidratos complejos llenos de energía y proporcionan importantes nutrientes, incluyendo fibra.

Junto con los vegetales y las frutas, los granos deben formar la base de su dieta diaria. Seleccione granos enteros siempre que sea posible, porque contienen más fibra que los granos refinados.

Vegetales: por lo menos tres raciones.   Los vegetales son naturalmente bajos en calorías y casi libres de grasa. Proporcionan fibra, vitaminas, minerales y fitoquímicos.

En dónde encontrar más fibra

Intente consumir de 25 a 30 gramos de fibra al día de diversas fuentes de alimentos. Para evitar molestias digestivas y gases por consumir demasiada fibra muy rápidamente, aumente gradualmente la cantidad que consume en un período de unas dos semanas. Aquí presentamos la cantidad de fibra que se encuentra en algunos alimentos comunes:

Panes, cereales y otros productos de granos

	Gramos		Gramos
All-Bran/Extra Fibra, Kellogg's (1/2 taza)	13	Cherios, General Mills (1 taza)	3
Fibra Uno (1/2 taza)	13	Arroz, moreno/cocinado (1 taza)	3
All-Bran, Kellogg's (1/2 taza)	10	Pan de centeno (1 rebanada)	2
Bran 100%, Nabisco (1/3 taza)	8	Espagueti, enriquecido (1 taza cocinado)	2
Bran con pasas (1 taza)	8	Panecillos tostados (9 cm)	1
Pizza con pan francés (170 g.)	7	Hojuelas de maíz, Kellog's (1 taza)	1
Trigo desmenuzado, Quaker (3 bizcochos)	7	Pan de trigo (1 rebanada)	1
Bran de Avena, Kellogg's (3/4 taza)	5	Tallarines de huevo, enriquecidos (1 taza cocinada)	1
Cereal de pasas de uva y nueces	4	Pan de harina de avena (1 rebanada)	1
Avena, ráp./reg./inst. (1 taza cocinada)	3	Pan de trigo integral (1 rebanada)	1
Bran'ola (1 rebanada)		Pan blanco (1 rebanada)	0.6

Frutas

Aguacate, crudo/California (1 mediano)	8	Naranja, Valencia (1 mediana)	3
Frambuesas, crudas (1 taza)	8	Duraznos, enlatados/cartón de jugo	3
Dátiles, secos (10 dátiles)	6	Fresas, crudas (1 taza)	3
Ciruelas, (10, secas)	6	Plátano (1 mediano)	2
Peras, enlatadas/cartón de jugo (1 taza)	4	Salsa de manzana, no endulzada (1/2 taza)	1
Pasas, sin semilla (2/3 taza)	4	Cerezas, dulces (10 cerezas)	1
Manzana, con cáscara (1 mediana)	3	Toronja, rosada y roja (1/2 mediana)	1
Moras (1 taza)	3	Durazno, crudo (1 mediano)	1

Legumbres y vetegales (cocinados, a menos que se especifique)

Frijoles, cocinados, caseros (1 taza)	13	Ejotes (1/2 taza)	2
Frijoles rojos, hervidos (1 taza)	13	Papa hervida, sin cáscara (1 mediana)	2
Habas (1/2 taza)	6	Espinacas (1/2 taza)	2
Sopa con vegetales, Campbell's (1 taza)	4	Cocktail de jugo de vegetales (156 g)	2
Palomitas de maíz, 3 1/2 tazas)	4	Col, roja (1/2 taza, desmenuzada)	1
Chícharos, enlatados (1/2 taza)	3	Coliflor (1/2 taza en trozos)	1
Papa dulce, (1, al horno con la piel)	3	Lechuga iceberg (5 hojas)	1
Brócoli, hervido (1/2 taza)	2	Cebolla, cruda (1/2 taza, picada)	1
Zanahorias, crudas (1 mediana)	2	Jitomate, crudo (1 jitomate)	1
Maíz (1/2 taza)	2	Apio (1 tallo, crudo 19 cm largo)	0.7

Ingredientes para cocinar

Salvado de maíz (1/3 taza)	21	Salvado de avena, no cocinado (1/3 taza)	4
Harina, trigo entero (1 taza)	14	Harina, blanca (1 taza)	3
Harina de maíz, blanca/sin germen/enr./(1 taza)	9	Germen de trigo, crudo (1/4 taza)	3
Harina de soya, baja en grasa (1 taza)	9	Galletas Graham (1/2 taza)	1

Fuente: Bowes y Church, Valores de alimentos y porciones comúnmente usadas, 17va. edición.

Frutas: por lo menos dos raciones. Las frutas generalmente tienen pocas calorías y poca o ninguna grasa, y contienen fibra, vitaminas, minerales y fitoquímicos. Las frutas frescas son generalmente más ricas en fibra que las enlatadas. Las frutas desecadas son ricas en fibra, pero también en calorías.

Productos lácteos: dos a tres porciones. La leche, yogur y queso son fuentes importantes de calcio y vitamina D, y ayudan al cuerpo a absorber calcio. También proporcionan las proteínas necesarias para formar y mantener los tejidos del cuerpo. Los productos lácteos pueden ser ricos en grasa y colesterol, por lo que la mejor elección son los productos bajos o libres de grasa.

Carne, pollo y pescado: no más de 3 raciones. Estos alimentos son fuentes importantes de proteínas, vitaminas B, hierro y zinc. Sin embargo, debido a que incluso las variedades magras contienen grasa y colesterol, consuma porciones de 170 g o menos.

Tamaño de una porción

El número de porciones recomendadas para cada grupo de alimentos puede parecer mucha comida, pero el tamaño de las porciones puede ser menor de lo que usted piensa. Aquí están algunos ejemplos de lo que es una porción:

Alimento	Ejemplos de porciones
Granos	1 rebanada de pan integral
	1/2 pan tostado o bollo inglés
	1/2 tasa (3 oz/90 g) cereal cocinado, arroz o pasta
	1/2 taza (1 oz/30 g) cereal listo para comer
Frutas y vegetales	3/4 taza (6 oz liq./180 mL) jugo de fruta 100%
	1 manzana o plátano medianos
	1 taza (2 oz/60 g) vegetales crudos de hojas verdes
	1/2 taza (3 oz/90 g) vegetales cocidos
	1 papa mediana
Productos lácteos	1 taza (8 oz liq/250 mL) leche descremada o sin grasa
	1 taza (8 oz/250 g) yogur bajo en grasa o sin grasa
	1 1/2 oz (45 g) queso bajo en grasa o sin grasa
	2 tazas (16 oz/500 g) queso cottage bajo en grasa o sin grasa
Pollo, pescado, carne	2-3 oz (60-90 g) pollo cocinado, sin piel, pescado o carne magra
Legumbres	1/2 taza (3 1/2 oz/105 g) frijoles cocinados, chícharos o lentejas desecadas.

Legumbres: frecuentemente como alternativas de los alimentos animales. Bajas en grasa y sin colesterol, las legumbres —frijoles, chícharos y lentejas desecados— son su mejor fuente de proteínas vegetales. También son fuentes excelentes de fibra.

Grasas, dulces y alcohol: limitados. El alcohol, grasas y azúcares proporcionan calorías pero no nutrientes. Para disminuir la grasa en la alimentación reduzca la cantidad de mantequilla, margarina y aceite que usa para cocinar. También limite los dulces, postres y refrescos endulzados con azúcar.

Tome bastantes líquidos

Los líquidos favorecen una buena digestión lubricando los desechos alimenticios para que pasen más fácilmente a través del tracto digestivo. Los líquidos también ablandan las heces, ayudando a prevenir el estreñimiento. Además, ayudan a disolver las vitaminas, minerales y otros nutrientes haciendo más fácil su absorción en los tejidos.

El agua generalmente es la mejor bebida. La leche, jugos y otras bebidas tienen aproximadamente un 90 por ciento de agua, por lo que pueden ayudar también a satisfacer sus necesidades diarias de líquidos (vea "¿Qué tanto es suficiente?"). Las bebidas cafeinadas y el alcohol no cuentan. Actúan como diuréticos, aumentado la orina y la pérdida de líquidos.

En la mañana, una bebida tibia puede ser preferible a una bebida fría, especialmente si usted tiene estreñimiento. Unos 30 minutos después de tomar un líquido tibio, su cuerpo puede sentir la urgencia natural para evacuar.

¿Qué tanto es suficiente?

Para determinar la cantidad de líquido que su cuerpo necesita, divida su peso (en libras) a la mitad. La respuesta es la cantidad aproximada de líquido (en onzas) que usted debería tomar diariamente. Para mucha gente, la cifra es de 8 a 10 vasos de agua diarios. Algunos ejemplos del número de vasos de agua según el peso (en kg) son:

50 kg	—	7 vasos
70 kg	—	10 vasos
90 kg	—	13 vasos

Practique buenos hábitos de alimentación

Así como es importante lo que usted come, también es la forma en que usted come. Una mala digestión puede deberse simplemente a malos hábitos.

Consuma porciones moderadas

Una de las ofensas en los hábitos de alimentación que cometen los estadounidenses es comer en exceso. Su organismo puede producir sólo cierto volumen de jugos digestivos. Las comidas abundantes imponen demandas extras a la digestión. Las grandes cantidades de alimento aumentan también el desecho alimenticio y las molestias. Por otro lado, las porciones moderadas se digieren más confortablemente. Comer en exceso puede conducir también a obesidad.

Coma en horarios regulares

Sus órganos digestivos funcionan mejor cuando usted sigue un horario regular: desayuno, comida y cena. Omitir alimentos puede provocar hambre excesiva, que a menudo hace que se coma en exceso. La gente que come siempre que quiere o que tiene tiempo tiende a consumir alimentos menos nutritivos que los que comen tres veces al día. Con un horario regular sus órganos digestivos tienen tiempo también para descansar entre los alimentos.

Relájese mientras come

Relajarse es tan importante como comer a horarios regulares. Cuando usted está relajado, tiende a masticar mejor el alimento, los jugos gástricos e intestinales fluyen más libremente, y los músculos digestivos se contraen y relajan normalmente. Cuando usted como muy aprisa, no mastica completamente el alimento y a menudo deglute aire, provocando agruras o distensión abdominal y gas. Comer cuando está estresado interfiere con el funcionamiento normal de su intestino, y puede causar molestias en el estómago, distensión abdominal, estreñimiento o diarrea.

Mantenga un peso saludable

Los problemas digestivos pueden ocurrir independientemente del peso. Pero las agruras, la distensión abdominal y el estreñimiento tienden a ser más frecuentes en las personas con sobrepeso. Manteniendo un peso saludable puede ayudar a prevenir o reducir estos síntomas.

¿Su peso es saludable?

Tres evaluaciones que usted puede hacer le dicen si su peso es saludable o si puede beneficiarse reduciendo de peso.

Índice de masa corporal. El índice de masa corporal (IMC) es una fórmula que toma en cuenta su peso y su estatura para determinar cuán saludable es su porcentaje de grasa corporal.

Para determinar su índice de masa corporal, localice su estatura en el cuadro de abajo y sígala hasta llegar al peso más cercano al suyo. Vea en la parte superior de la columna el IMC. (Si su peso es menor del peso más cercano al suyo, su IMC puede ser ligeramente menor. Si su peso es mayor al más cercano al suyo, su IMC puede ser ligeramente mayor.) Un IMC entre 19 y 24 se considera saludable. Un IMC entre 25 y 29 significa sobrepeso, y un índice de 30 o más indica obesidad.

Índice de masa corporal (IMC)

	Saludable		Sobrepeso					Obesidad			
IMC	**19**	**24**	**25**	**26**	**27**	**28**	**29**	**30**	**35**	**40**	**45**	**50**
Estatura						Peso en kg						
1.47	41.00	51.75	53.55	55.8	58.05	60.3	62.1	64.35	75.15	85.95	96.75	107.55
1.49	42.3	49.05	55.8	57.6	59.85	62.1	64.35	66.6	77.85	89.1	99.9	111.15
1.52	43.65	53.55	57.6	59.85	62.1	64.35	66.6	68.85	80.55	91.8	103.5	114.75
1.54	45	57.15	59.4	61.65	64.35	66.6	68.85	71.1	83.25	94.95	107.1	118.8
1.57	46.8	58.95	61.2	63.9	66.15	68.85	71.1	73.8	85.95	98.1	110.7	122.85
1.60	48.15	60.75	63.45	65.7	68.4	71.1	73.35	76.05	88.65	101.25	114.3	126.9
1.62	49.5	63	65.25	67.95	70.65	73.35	76.05	78.3	91.8	104.4	117.9	130.95
1.64	51.3	64.8	67.5	70.2	72.9	75.6	78.3	81	94.5	108	121.5	135
1.67	53.1	66.6	69.75	72.45	75.15	77.85	80.55	83.7	97.2	111.15	125.1	139.05
1.69	54.45	68.85	71.55	74.7	77.4	80.1	83.25	85.95	100.35	114.75	129.15	143.55
1.72	56.25	71.1	73.8	76.95	79.65	82.8	85.5	88.65	103.5	117.9	132.75	147.6
1.74	57.6	72.9	76.05	79.2	81.9	85.05	88.2	91.35	106.2	121.5	136.8	152.1
1.77	59.4	75.15	78.3	81.45	84.6	87.3	90.9	94.05	109.35	125.1	140.85	156.6
1.80	61.2	77.4	80.55	83.7	86.85	90	93.6	96.75	112.50	128.7	144.9	161.1
1.83	63	79.65	82.8	85.95	89.55	92.7	95.85	99.45	116.1	132.3	148.95	165.6
1.85	64.8	81.9	85.05	88.65	91.8	95.4	98.55	102.15	119.25	135.9	153	170.1
1.88	66.6	82.8	87.3	90.9	94.5	98.1	101.25	104.85	122.4	139.95	157.5	175.05
1.90	68.4	86.4	90	93.6	97.2	100.8	104.4	108	125.55	143.55	161.5	179.55
1.93	70.2	88.65	92.25	95.85	99.45	103.5	107.1	110.7	129.15	147.6	166.05	184.5

Modificado de *Guías Clínicas para la Identificación, Evaluación y Tratamiento del Sobrepeso y Obesidad en Adultos*, Institutos Nacionales de Salud (NIH por sus siglas en inglés), 1998.

Circunferencia de la cintura. Esta medida indica en dónde está localizada la mayoría de la grasa. La gente que tiene la mayor parte del peso alrededor de su cintura a menudo se conocen como "manzanas". Los que llevan la mayoría de su peso por debajo de la cintura, alrededor de sus caderas y muslos, son conocidos como "peras".

Generalmente es mejor tener forma de pera que de manzana. Esto se debe a que el exceso de grasa alrededor de su abdomen se asocia generalmente a mayor riesgo de ataques cardíacos y otras enfermedades relacionadas con el peso

Para determinar si usted tiene mucho peso alrededor de su abdomen, mida la circunferencia de su cintura en su punto menor, generalmente a nivel del ombligo. Una medida de 102 centímetros en hombres y 88 centímetros en mujeres significa aumento de riesgo para la salud, especialmente si usted tiene un IMC entre 25 y 35.

Antecedentes personales y familiares. Una evaluación de su historia clínica, junto con la de su familia, es igualmente importante para determinar si su peso es saludable.

- ¿Tiene un trastorno de la salud, como enfermedad por reflujo gastroesofágico (ERGE), que se beneficiaría con la reducción de peso?
- ¿Tiene antecedentes familiares de una enfermedad relacionada con el peso, como diabetes tipo 2, o presión arterial alta?
- ¿Ha aumentado considerablemente de peso a partir de la secundaria? El aumento de peso en la vida adulta se asocia a aumento de riesgos para la salud.
- ¿Fuma cigarrillos, toma más de dos bebidas alcohólicas al día o vive con estrés significativo? En combinación con estos comportamientos, el exceso de peso puede tener mayores implicaciones para la salud.

Sus resultados. Si su IMC muestra que usted no tiene sobrepeso y que no tiene demasiado peso alrededor de su abdomen, probablemente no exista ninguna ventaja para la salud en cambiar su peso. Su peso es saludable.

Si su IMC se encuentra entre 25 y 29, su circunferencia de la cintura es igual o excede a las guías saludables, o si usted ha contestado "sí" por lo menos a una pregunta de salud personal y familiar, puede beneficiarse reduciendo unos cuantos kilos. Discuta su peso con su médico durante su siguiente examen.

Si su IMC es de 30 o más, reducir de peso mejorará su salud general y su nivel de energía y disminuirá el riesgo de enfermedades futuras.

¿Necesita reducir de peso?

La mejor forma de reducir de peso con seguridad y mantener la reducción permanentemente, es mediante cambios en el estilo de vida. Muchos productos y programas prometen ayudarlo a perder unos kilos, pero no siempre son seguros o eficaces. Demasiada gente vuelve eventualmente a aumentar el peso que bajaron.

Aquí están algunas sugerencias que pueden ayudarlo a tener éxito:

Haga un compromiso. Debe estar motivado para bajar de peso porque eso es lo que usted quiere, no lo que alguien quiere que usted haga. Sólo usted puede ayudarse a bajar de peso. Sin embargo, eso no significa que tiene que hacerlo todo usted. Su médico, una dietista u otro profesional de la atención de la salud pueden ayudarlo a desarrollar un plan para bajar de peso.

Piense positivamente. No siga pensando en aquello a lo que debe renunciar para bajar de peso. Al contrario, concéntrese en lo que va a ganar. En lugar de pensar "Realmente extraño comer una dona en el desayuno", dígase a usted mismo, "Me siento mucho mejor cuando como pan tostado y cereal en la mañana".

Ordene sus prioridades. El tiempo es crucial. No trate de bajar de peso si está distraído por otros problemas mayores. Se requiere mucha energía mental y física para cambiar de hábitos. Si tiene problemas familiares o económicos, o si no está contento con otros aspectos importantes de su vida, puede tener menos capacidad para seguir sus buenas intenciones.

Fije una meta real. No trate de alcanzar un peso que satisfaga los ideales sociales de delgadez y que sea irreal. Mejor trate de alcanzar un peso confortable que anteriormente pudo mantener. Si siempre ha tenido sobrepeso, trate de llegar a un peso que mejore sus síntomas digestivos y su nivel de energía. Incluso una modesta reducción de peso —un 10 por ciento de su peso— puede tener beneficios significativos para la salud.

Acepte el hecho de que la reducción saludable de peso es lenta y constante. Un buen plan de reducción de peso generalmente implica reducir no más de 1/2 a 1 kilogramo por semana. Fije metas semanales o mensuales que le permitan controlar sus logros.

Conozca sus hábitos. Pregúntese usted mismo si tiende a comer cuando está aburrido, enojado, cansado, ansioso, deprimido o presionado socialmente. Si es así, intente estas posibles soluciones.

- Antes de comer algo, pregúntese si realmente lo quiere.
- Haga algo para distraerse de su deseo de comer, como hablar con un amigo por teléfono o hacer una diligencia.
- Si se siente estresado o enojado, canalice esa energía en forma constructiva. En lugar de comer, camine enérgica y rápidamente.

No se quede con hambre. Los alimentos líquidos, las píldoras para dieta y las combinaciones de alimentos especiales no son la respuesta a largo plazo para el control de peso y una mejor salud. La mejor forma de bajar de peso es comer alimentos más nutritivos —granos, frutas y vegetales— y menos alimentos que contienen grasa.

La mayoría de la gente trata de bajar de peso con una dieta de 1 000 a 1 500 calorías al día. Si restringe las calorías a menos de 1 200 calorías si es mujer y a menos de 1 400 calorías si es hombre no se ingiere suficiente alimento para mantenerse satisfecho y tendrá hambre antes del siguiente alimento. Consumiendo menos de 1 200 calorías hace difícil tener cantidades adecuadas de ciertos nutrientes. Además, favorece la pérdida temporal de líquidos y la pérdida de masa muscular en lugar de una pérdida permanente de grasa.

Manténgase comprometido. No deje que los retrocesos ocasionales —y habrá algunos— debiliten su compromiso para bajar de peso. Si observa que está volviendo a un viejo hábito, use las estrategias que siguió para dejar ese hábito. No es suficiente comer alimentos nutritivos y practicar ejercicio unas cuantas semanas, o incluso varios meses. Tiene que incorporar estos nuevos comportamientos en su vida.

Aumente su nivel de actividad. La dieta le ayuda a bajar de peso. Pero si incorpora el ejercicio en su rutina diaria, puede duplicar su reducción de peso. El ejercicio es el factor más importante relacionado con la reducción de peso a largo lazo.

Practique ejercicio regularmente

El ejercicio aeróbico —ejercicio que aumenta su respiración y frecuencia cardíaca— es el más benéfico para una buena digestión.

Además de mejorar la salud cardíaca y pulmonar, el ejercicio aeróbico estimula la actividad de los músculos intestinales, ayudando a mover los residuos alimenticios a través de sus intestinos más rápidamente. El ejercicio aeróbico favorece también la reducción de peso, acumula energía, y ayuda a fortalecer su sistema inmune. Trate de practicar por lo menos 30 minutos de actividad aeróbica la mayoría o todos los días de la semana. Caminar es la actividad aeróbica más frecuente porque es fácil, conveniente y sin costo. Todo lo que usted necesita es un buen par de zapatos para caminar. Otros ejercicios aeróbicos incluyen:

- Bicicleta
- Golf (caminando, no en carrito)
- Volleyball
- Alpinismo
- Esquiar
- Tenis
- Basquetbol
- Baile social
- Baile aeróbico
- Trotar
- Correr
- Nadar

Escala de comprensión del esfuerzo

La comprensión del esfuerzo se refiere a la cantidad de esfuerzo físico, tensión nerviosa y fatiga que experimenta durante una actividad física. Para que una actividad sea benéfica para la salud realice un esfuerzo de "moderado" a "intenso".

0 Nada	6
1 Muy leve	7 Muy intenso
2 Leve	8
3 Moderado	9
4 Ligeramente intenso	10 Muy, muy intenso
5 Intenso	

Un programa completo de condicionamiento

El ejercicio aeróbico es sólo un componente de un programa de condicionamiento completo. Los ejercicios de estiramiento y fortalecimiento son importantes para una buena salud. El estiramiento antes y después de la actividad aeróbica aumenta el rango de flexión y extensión de sus articulaciones, músculos y ligamentos. Los ejercicios de estiramiento ayudan también a prevenir dolores y lesiones articulares.

Los ejercicios de fortalecimiento hacen músculos más fuertes para mejorar la postura, el equilibrio y la coordinación. También favorecen huesos sanos y aumentan el metabolismo, que puede ayudar a mantener su peso.

Visite nuestra dirección en Internet: www.mayoclinic.com para mayor información sobre los ejercicios de estiramiento y fortalecimiento, así como para asesoramiento sobre la forma de desarrollar un programa de condicionamiento personalizado.

Antes de empezar

A menudo es buena idea hablar con su médico antes de empezar un programa de ejercicio. Si tiene usted un problema de salud o riesgo de enfermedad cardíaca puede requerir algunas precauciones especiales mientras practica ejercicios.

Es esencial que vea a su médico si:

- No está seguro de su estado de salud

- Ha tenido previamente molestias en el pecho, experimentado falta de aire o sufrido mareos durante el ejercicio o una actividad vigorosa

- Es un hombre de 40 años de edad o más, o una mujer de 50 años de edad o más, y no ha tenido un examen médico reciente

- Tiene la presión arterial en 140/90 milímetros de mercurio o más

- Tiene diabetes, o enfermedad pulmonar o renal

- Tiene antecedentes familiares de problemas cardíacos antes de los 55 años de edad

Controle el estrés

Los problemas digestivos pueden ocurrir por razones que se encuentran más allá de la alimentación o la falta de ejercicio. Su tracto digestivo es largo y complejo, y otros componentes del estilo de vida puede influir sobre la forma como funciona. Uno de los más importantes es el estrés.

Todos tenemos momentos de estrés. Lo que es importante es reconocerlos y tomar las medidas necesarias para aliviar la tensión haciendo ejercicio o con técnicas de relajación. Si no se trata, el estrés puede afectar adversamente la digestión.

Cuando está usted estresado su cuerpo reacciona como si estuviera en peligro. Bombea más sangre a los músculos para que tengan más energía para combatir un ataque o huir. Esto deja menos sangre para la digestión. Sus músculos digestivos tienen menos fuerza, las enzimas digestivas se secretan en menor cantidad, y el paso de los desechos alimenticios a través del tracto digestivo cambia a un movimiento lento. Esto puede producir síntomas como agruras, distensión abdominal y estreñimiento.

Algunas veces el estrés hace lo opuesto. Aumenta la velocidad del paso del alimento por el intestino causando dolor abdominal y diarrea. El estrés puede también agravar los síntomas de trastornos tales como úlceras, síndrome del colon irritable y colitis ulcerosa.

Limite el alcohol

Existen evidencias crecientes de que algunas bebidas alcohólicas pueden tener efectos benéficos sobre la salud, especialmente reduciendo el riesgo de enfermedades del corazón. Pero es mejor limitar el alcohol a una cantidad moderada: no más de una bebida al día si es mujer o dos bebidas al día si es hombre. Una bebida se define como 355 ml de cerveza, 148 ml de vino, o 45 ml de bebidas destiladas.

Demasiado alcohol —por arriba de una cantidad moderada— puede llevar a muchos problemas serios, incluyendo trastornos digestivos. El alcohol puede inflamar su estómago y relajar el esfínter esofágico inferior, la válvula que impide que el ácido del estómago regrese al esófago. Estas acciones pueden causar sangrado o agruras. El alcohol puede agravar síntomas como diarrea o náusea. El alcohol en exceso es una causa importante de enfermedades del hígado y del páncreas. Cuando se combina con tabaco, el alcohol aumenta mucho el riesgo de cáncer de la boca y del esófago.

Evite el tabaco

Si usted mastica o fuma tabaco, puede tener mayor probabilidad de presentar agruras. Esto se debe a que la nicotina del tabaco puede aumentar la producción de ácido del estómago y disminuir la producción de bicarbonato de sodio, un líquido que neutraliza el ácido del estómago. El aire deglutido al fumar puede producir eructos o distensión abdominal por el gas. Además, fumar aumenta el riesgo de úlcera péptica y cáncer del esófago.

Use los medicamentos con precaución

Casi todos los medicamentos afectan la digestión en una forma o en otra.
A menudo los efectos son leves y pasan inadvertidos, pero algunos
medicamentos pueden producir síntomas, especialmente si los toma
regularmente. Por ejemplo, los narcóticos para aliviar el dolor pueden
producir estreñimiento, los medicamentos para la presión arterial alta
pueden causar diarrea o estreñimiento, y los antibióticos pueden
causar náusea o diarrea.

Sin embargo, algunos de los medicamentos con mayor potencial de
daño son los medicamentos antiinflamatorios no esteroides, llamados
comúnmente AINE. Estos medicamentos incluyen los que se puede
obtener sin receta, aspirina, ibuprofén, naproxén, y ketoprofén.
Cuando se toman ocasionalmente y siguiendo las indicaciones,
generalmente son seguros. Cuando se toman regularmente, o si se toma
más de la cantidad recomendada, pueden causar náusea, dolor de
estómago, sangrado o úlceras. Esto se debe a que los AINE inhiben la
producción de una enzima llamada ciclooxigenasa (COX). Esta enzima
produce sustancias semejantes a hormonas llamadas prostaglandinas,
que producen inflamación y dolor. Sin embargo, las prostaglandinas
tienen también efectos benéficos. Ayudan a proteger el estómago del
ácido perjudicial.

Si usted toma AINE regularmente, hable con su médico respecto a
las formas de limitar los efectos secundarios, incluyendo tomar el
medicamento con alimento.

AINE más nuevos, llamados inhibidores de COX-2, parecen ser
menos perjudiciales para su sistema digestivo. Incluyen las medicinas
celecoxib y rofecoxib. A diferencia de los AINE tradicionales, estos
medicamentos interfieren principalmente con la producción de las
prostaglandinas asociadas a la inflamación y el dolor, y menos con las
implicadas en la digestión. En estudios a corto plazo, los inhibidores
de COX-2 mostraron que alivian el dolor articular con menos efectos
secundarios que los AINE tradicionales. Los efectos de los inhibidores
de COX-2 a largo plazo no se conocen todavía.

Capítulo 3

Síntomas digestivos

U sted sabe cómo se siente. Lo ha sentido antes, y seguramente lo volverá a sentir. Puede ser una sensación incómoda de náusea, o diarrea que lo lleva con urgencia al baño más cercano. Tal vez es ese ardor familiar de las agruras después de una comida abundante.

Síntomas digestivos como éstos son frecuentes. Casi todos los presentan de vez en cuando. Habitualmente los síntomas no son para preocuparse. Después de unas horas, disminuyen gradualmente y desaparecen.

Es cuando los síntomas digestivos persisten o se agravan que pueden indicar una enfermedad más seria que necesita atención médica. Los síntomas digestivos más frecuentes —y las razones por las que la gente ve al médico— incluyen:

- Dificultad para deglutir
- Dolor en el pecho y agruras
- Eructos, distensión y gas intestinal
- Indigestión
- Náusea y vómito
- Dolor abdominal
- Diarrea o estreñimiento
- Sangrado
- Pérdida de peso

En las páginas siguientes, examinamos estos síntomas y discutimos los trastornos que pueden causarlos. Si usted tiene algún síntoma específico pero no está seguro de su causa, este capítulo puede ayudarlo a entender mejor qué puede —o qué no puede— producirlo. Sin embargo, es importante que vea a su médico para un examen completo.

Dificultad para deglutir

La mayoría de la gente considera la deglución como normal. Muerden el alimento, lo mastican, lo degluten y no piensan en ello ni un segundo. Pero para otras personas la dificultad para deglutir es un problema diario.

Si usted siente cuando deglute que el alimento se detiene en su garganta o en el pecho, usted tiene disfagia. El término deriva de las raíces griegas *dis* (difícil) y *fagia* (comer). La disfagia puede ocurrir en dos sitios:

Faringe
Si usted tiene disfagia faríngea, tiene dificultad para mover el alimento de la boca y la garganta a la parte superior del esófago. El problema deriva generalmente de músculos debilitados en la garganta debido a una embolia o a un trastorno neuromuscular, como distrofia muscular o enfermedad de Parkinson. Otros síntomas pueden incluir sofocación o tos al deglutir, líquido que regurgita (o algunas veces alimento) a través de la nariz, voz débil y pérdida de peso.

Esófago
La disfagia esofágica es más frecuente. Se refiere a la sensación de que el alimento se detiene o se queda "atorado" en su pecho (esófago). La sensación se acompaña a menudo de opresión o dolor en el pecho.

Otros síntomas incluyen:

- Deglución dolorosa

- Eructos

- Tos persistente

- Dolor de garganta

- Gorgoritos

- Mal aliento

Hay muchas razones para la disfagia esofágica. Una de las más frecuentes es un estrechamiento del esófago inferior por la formación de tejido cicatricial. El tejido cicatricial es causado por el ácido del estómago que regresa al esófago e inflama sus tejidos (enfermedad por reflujo gastroesofágico, o ERGE).

Los tumores (no cancerosos o cancerosos), las quemaduras por radiación por el tratamiento para el cáncer o una banda de tejido que estrecha el esófago inferior (anillo de Schatzki) pueden también causar disfagia. Además, los músculos del esófago que impulsan el alimento al estómago pueden debilitarse con la edad, haciendo más difícil la deglución. Las enfermedades que afectan la motilidad del esófago, como la acalasia o la esclerodermia, pueden debilitar también los músculos esofágicos.

Otra posible causa de disfagia es un divertículo, una pequeña bolsa que puede formarse en la parte posterior de la garganta (faringe) inmediatamente por arriba del esófago. Las partículas de alimento pueden entrar en la bolsa, de donde puede ser regurgitadas, produciendo gorgoritos y mal aliento. Las partículas regurgitadas pueden viajar también a los pulmones, causando dificultad para respirar.

Un episodio ocasional de dificultad para deglutir no es un problema serio, y puede simplemente deberse a no masticar suficientemente bien el alimento o comer demasiado aprisa. Pero si tiene frecuentemente dificultad para deglutir, o sus síntomas son severos, consulte a su médico.

Tratando la disfagia

El tratamiento de la disfagia depende de su causa.

Fisioterapia. Si su dificultad para deglutir es resultado de músculos debilitados, un fisioterapeuta puede asistirlo con técnicas que ayudan a deglutir mejor.

Farmacoterapia. Para la disfagia que deriva de ERGE, los medicamentos de prescripción son a menudo eficaces para prevenir el reflujo del ácido del estómago al esófago. Para la disfagia asociada a espasmo de los músculos esofágicos, las medicinas que relajan los músculos pueden ayudar a controlarlos.

Distensión de los tejidos. Si su esófago es estrecho y hace que el alimento se "atore", su médico puede insertar un tubo delgado y flexible (endoscopio) en el esófago y pasar por el tubo un dispositivo para distender (dilatar) los tejidos estrechos. A menudo el dispositivo es un balón desinflado que se coloca en la estrechez y luego se infla para distender el paso.

Cirugía. En caso de un tumor o un divertículo, a menudo se requiere cirugía.

Modificaciones en la dieta. Algunas veces es necesario modificar la consistencia de la dieta hasta que se diagnostique y trate la causa del problema. Dependiendo del tipo y grado de disfagia, usted puede necesitar limitar su dieta a alimentos blandos, purés o líquidos.

Para aprender más
Para información adicional sobre los trastornos que pueden causar dificultad para deglutir vea:

- Capítulo 5: Enfermedad por reflujo gastroesofágico (ERGE)
- Capítulo 14: Cáncer

Dolor en el pecho y agruras

El dolor en el pecho puede ocurrir por varias razones. Puede ser un signo de advertencia de un ataque cardíaco. El dolor puede derivar de la falta de oxígeno al músculo del corazón durante el ejercicio (*angina pectoris*), un trastorno pulmonar o inflamación del cartílago en las costillas.

Sin embargo, muchas veces el dolor en el pecho no se relaciona con el corazón o con el pulmón. Más bien deriva de un problema digestivo. El espasmo muscular en el esófago puede producir dolor en el pecho. El dolor asociado a inflamación de la vesícula biliar ("cólico" vesicular) puede también extenderse al pecho. Sin embargo, el tipo más frecuente de dolor en el pecho de causa digestiva es el dolor que se acompaña de una sensación de ardor, comúnmente conocido como agruras.

Las agruras no son una enfermedad, son un síntoma, un término para describir la sensación de ardor en el pecho que puede empezar en el abdomen superior e irradiar hacia arriba hasta el cuello. Algunas veces, especialmente estando acostado, las agruras pueden dejar un sabor agrio en la boca por el ácido del estómago que regresa al esófago y a la boca.

Normalmente el ácido digestivo permanece atrapado en el estómago por el esfínter esofágico inferior. Este anillo muscular funciona como una válvula, que se abre cuando usted deglute.

Pero algunas veces la válvula se relaja o se debilita, permitiendo que el ácido del estómago regurgite al esófago produciendo la sensación de ardor. Muchos infantes nacen con un esfínter inmaduro, que es la razón por la que regurgitan leche o alimento. Hacia la edad de un año, la válvula es más madura y el reflujo menos frecuente.

En los adultos las agruras pueden ocurrir por muchas razones. El sobrepeso, comer demasiado o acostarse poco después de la comida hacen presión sobre el músculo del esfínter, y lo abren ligeramente. A través de la pequeña abertura, el ácido del estómago pasa al esófago. Demasiado alcohol o cafeína y ciertos alimentos pueden también relajar el esfínter o aumentar la producción de ácido del estómago.

Los episodios ocasionales de agruras son frecuentes, y a menudo derivan de comer mucho o beber demasiado alcohol. Sin embargo, si usted presenta agruras varias veces por semana o toma antiácidos diariamente, consulte a su médico. Las agruras pueden ser un síntoma de un trastorno más serio, como la ERGE. Si sus agruras parecen agravarse o ser "diferentes" de las habituales —especialmente si se acompañan de dolor que se irradia a un brazo— consulte a su médico inmediatamente. En lugar de agruras, el dolor puede ser una advertencia de un ataque cardíaco.

Para aprender más

Para información adicional sobre los trastornos que pueden producir agruras o dolor del pecho vea:

- Capítulo 5: Enfermedad por reflujo gastroesofágico (ERGE)
- Capítulo 11: Cálculos vesiculares

Eructos, distensión abdominal y gas intestinal

La acumulación de aire y gas en el tracto digestivo es una parte natural del proceso digestivo. Cuando usted deglute alimento, a menudo deglute aire también. Demasiado aire en el tracto digestivo puede provocar eructos o paso de gas por el recto (flatulencia). Otra fuente de formación de gas son los residuos de alimento en el colon. Las bacterias que se encuentran normalmente en el colon empiezan a fermentar las partículas de alimento no digeridas, produciendo gas y distensión abdominal.

Es natural pasar gas o presentar molestias ocasionales por el gas o el aire que se acumulan. Sin embargo, el exceso de eructos, distensión abdominal o gas puede ser una fuente persistente de vergüenza y molestia.

Eructos
Eructar es una de las formas con que el cuerpo expulsa el exceso de aire que usted deglute cuando come o toma líquidos. Esto puede suceder por comer demasiado aprisa, hablar cuando está comiendo o tomar bebidas carbonatadas.

Cuando usted eructa, el aire del estómago es forzado al esófago y hacia afuera de la boca. Algunas personas que eructan repetidamente —incluso cuando no están comiendo o bebiendo— degluten aire como un hábito nervioso. Eructar puede ser resultado también del reflujo de ácido del estómago al esófago. Para eliminar el material del esófago, usted puede deglutir frecuentemente, lo que provoca más paso de aire y más eructos.

Para reducir los eructos, debe deglutir menos aire. Estas sugerencias pueden ayudar:

Coma despacio. Mientras más despacio come, menos aire deglute.

Disminuya las bebidas carbonatadas y la cerveza. Contienen aire.

Evite el chicle y los dulces. Cuando usted chupa dulces o mastica chicle, deglute más de lo normal. Parte de lo que deglute es aire.

No use popote. Usted deglute más aire en esta forma que cuando bebe directamente del vaso.

No fume. Cuando usted inhala el humo, también inhala y deglute aire.

Revise su dentadura. Las dentaduras que no se adaptan bien pueden hacer que degluta aire en exceso al beber o comer.

Si estas sugerencias no mejoran sus síntomas, consulte a su médico para descartar trastornos más serios asociados a eructos, como ERGE o gastritis.

Distensión abdominal
La distensión es el término frecuente para la acumulación de gas en el estómago e intestino. Muchas veces la distensión se acompaña de dolor abdominal, que puede ser leve y sordo, o agudo e intenso.

Más a menudo la distensión abdominal es resultado de comer demasiados alimentos grasos. La grasa retarda el vaciamiento del estómago y puede aumentar la sensación de llenura. La distensión puede estar relacionada a una anormalidad intestinal, como la enfermedad celíaca o intolerancia a la lactosa, trastornos en los que los intestinos no son capaces de absorber ciertos componentes de los alimentos (vea "Cómo vivir con intolerancia a la lactosa" en la página siguiente). Puede ser resultado de una infección o bloqueo gastrointestinal. La distensión puede acompañar también trastornos como el síndrome del colon irritable, y puede estar relacionada al estrés o ansiedad. El paso de gas o una evacuación pueden aliviar el dolor.

Gas intestinal (flatos)

Ocasionalmente parte del aire que usted deglute llega hasta el colon y es expulsado a través del ano en lugar de la boca. El gas puede formarse también cuando su intestino tiene dificultad para degradar ciertos ingredientes de los alimentos. Sin embargo, con mayor frecuencia el gas es resultado de la fermentación de alimentos no digeridos, como fibra de plantas, en el colon. El gas intestinal (colónico) está formado principalmente por cinco sustancias inodoras: oxígeno, nitrógeno, hidrógeno, bióxido de carbono y metano. El mal olor que puede acompañar al paso de gas viene de otros gases que contienen azufre que son producidos por la descomposición de partículas de alimento en el colon. El estreñimiento puede también producir gas intestinal. Mientras más partículas de alimento queden en el colon, más tiempo tienen para fermentar.

Para reducir la formación de gas:

Limite los alimentos que producen gas. Los productores de gas incluyen:

- Frijoles
- Cebolla
- Brócoli
- Coliflor
- Manzana
- Plátano
- Ciruela
- Cereales con salvado y bollos
- Chícharos
- Rábanos
- Pepinos
- Col
- Albaricoque
- Melón
- Pasas
- Pan integral

También puede ayudar comer menos alimentos grasos, como carnes fritas, salsas de crema, salsas para la carne y bizcochos. Los alimentos grasos a menudo hacen más lenta la digestión dando más tiempo a la fermentación. Los edulcorantes artificiales sorbitol y manitol que se

Cómo vivir con intolerancia a la lactosa

A usted le gustan mucho los productos lácteos, pero ellos no lo quieren a usted. Poco después de un helado de crema o de una porción de lasaña con queso, usted presenta cólico, distensión abdominal, gas y diarrea, síntomas que derivan de la capacidad reducida para digerir el azúcar de la leche (lactosa), llamada intolerancia a la lactosa.

Para digerir la lactosa, usted necesita la enzima lactasa. Los niños nacen con una gran cantidad. Pero al crecer el cuerpo a menudo produce menos. Los adultos cuyo intestino produce muy poca, si es que alguna, son deficientes en lactasa y no pueden digerir alimentos que contienen lactosa. Hasta uno de cada cinco estadounidenses puede tener intolerancia a la lactosa.

La intolerancia a la lactosa varía. La mayoría de la gente puede manejar la cantidad de lactosa que se encuentra en medio vaso de leche, y no tienen problema para consumir pequeñas cantidades de productos lácteos en el día. Los síntomas se presentan cuando consumen varios productos lácteos a la vez, o cuando consumen un producto que contiene mucha lactosa. La gente con intolerancia más severa no puede comer productos lácteos sin presentar síntomas.

Para reducir la intolerancia a la lactosa, evite los alimentos ricos en lactosa o consúmalos en pequeñas cantidades. Éstos incluyen:

- Queso para untar
- Aderezos para botanas
- Queso cottage
- Leche en polvo
- Leche evaporada
- Media crema
- Helado de crema o malteada
- Leche
- Queso ricotta
- Crema agria
- Leche condensada
- Salsas blancas

El yogur es una buena elección de alimento porque sus bacterias digieren gran parte de la lactosa. Otros alimentos con bajo contenido de lactosa incluyen quesos añejados, helados de agua, mantequilla y margarina añejos. Las cremas no lácteas no tienen lactosa.

Las tabletas o gotas que se venden en las tiendas contienen la enzima lactasa, que puede a menudo prevenir o aliviar los síntomas de intolerancia a la lactosa. Algunas leches que se venden en tiendas de abarrotes pueden contener lactasa.

encuentran en los dulces dietéticos y en los chicles sin azúcar pueden producir también gas.

Sin embargo, es importante que usted no elimine los alimentos nutritivos, como vegetales y frutas, de su alimentación sólo porque causan gas. Una dietista puede discutir con usted las selecciones de alimentos para asegurar que consume una dieta saludable al mismo tiempo que reduce el gas. Podría usted también ingerir productos que se pueden obtener sin receta, como Beano (una enzima alimenticia) que reduce la formación de gas, o productos que contienen simeticona, para aliviar el gas.

Agregue fibra gradualmente. Los alimentos ricos en fibra son buenos para la digestión y para su salud. Pero demasiada fibra demasiado rápido puede causar gas. Aumente la fibra de la alimentación gradualmente en varias semanas. Una dietista le puede aconsejar cuáles alimentos ricos en fibra tienen menos probabilidad de producir gas.

Ejercite regularmente. El ejercicio regular reduce el gas intestinal ayudando a prevenir el estreñimiento.

Tome bastante agua. Como el ejercicio, el agua ayuda a prevenir el estreñimiento.

Para aprender más

Para información adicional sobre los trastornos que pueden producir eructos, distensión abdominal o gas vea:

- Capítulo 5: Enfermedad por reflujo gastroesofágico (ERGE)

- Capítulo 7: Síndrome del colon irritable

- Capítulo 9: Enfermedad celíaca

Indigestión

La gente visita a menudo al médico por lo que llama indigestión. El término se usa para describir diversos síntomas: molestias abdominales, náusea, agruras y distensión abdominal acompañada de eructos. Sin embargo, con mayor frecuencia la gente asocia la indigestión al dolor o molestias del estómago (dispepsia).

Las causas más frecuentes de dispepsia son:
- Úlcera péptica
- Inflamación del estómago (gastritis) por medicinas, alcohol o una infección
- Dispepsia no ulcerosa

La dispepsia no ulcerosa es un trastorno en el cual la gente presenta síntomas parecidos a los de una úlcera, pero sin que exista la úlcera.

Menos frecuentemente, el dolor o las molestias del estómago pueden ser un síntoma de otros trastornos digestivos, como inflamación de la vesícula biliar o enfermedad pancreática.

Un episodio ocasional de dispepsia generalmente no es de preocupación, e incluso puede estar relacionado con las contracciones dolorosas del hambre. Pero si tiene dolor o molestias severas, persistentes o recurrentes, vea a su médico.

Para aprender más
Para información adicional sobre los trastornos que pueden producir dolor o molestias del estómago vea:

- Capítulo 6: Úlceras y dolor de estómago
- Capítulo 11: Cálculos vesiculares
- Capítulo 12: Pancreatitis

Náusea y vómito

La mayoría de la gente presenta algún episodio ocasional de náusea y vómito. A menudo se debe a gastroenteritis, una inflamación del estómago y los intestinos. Las causas más frecuentes de gastroenteritis son infección viral o bacterias presentes en alimentos descompuestos. La náusea y el vómito pueden derivar también de niveles elevados de toxinas en la sangre, incluyendo alcohol o medicinas, o niveles elevados de las hormonas producidas durante el embarazo o estrés intenso.

Algunas personas presentan náusea y vómito por aumento de la presión dentro del cráneo debida a acumulación de líquido o un tumor. Un intenso dolor de cabeza o trastornos del oído interno, incluyendo vértigo, pueden producir también náusea y vómito.

La náusea y el vómito generalmente no son síntomas de una enfermedad seria a menos que persistan o se acompañen de dolor. Si el vómito tiene aspecto de posos de café o sangre, consulte a su médico pronto. Dependiendo de otros signos y síntomas, usted puede tener un trastorno digestivo como una úlcera, cálculos vesiculares, pancreatitis, enfermedad del hígado u obstrucción intestinal.

Autocuidados

Para la náusea y vómito infrecuente debidos a virus o bacterias, estas sugerencias pueden ayudar a limitar sus síntomas y prevenir la deshidratación:

- No coma ni tome líquidos unas horas hasta que el estómago se haya calmado.
- Evite olores de alimentos. Coma alimentos fríos o que no requieren cocinarse.
- Cuando empiece a sentirse mejor chupe trocitos de hielo o tome pequeños traguitos de té suave, refresco, bebidas o caldo. Estar tomando a menudo pequeños traguitos de bebidas para deportes sin cafeína evita la deshidratación.
- Agregue gradualmente alimentos de fácil digestión como gelatina, galletas saladas y pan tostado. Una vez que tolere éstos, intente alimentos sin grasa, como cereal, arroz y frutas.
- Durante varios días evite los productos lácteos, los alimentos grasos o condimentados, cafeína, alcohol y aspirina u otros antiinflamatorios no esteroides (AINE).

Para aprender más

Para información adicional sobre los trastornos que pueden producir náusea y vómito ver:

- Capítulo 6: Úlceras y dolor de estómago
- Capítulo 11: Cálculos vesiculares
- Capítulo 12: Pancreatitis
- Capítulo 13: Enfermedades del hígado

Dolor abdominal

El dolor abdominal puede ocurrir solo, o puede acompañar a otros síntomas digestivos. Los episodios ocasionales de dolor a menudo son causados por comer en exceso o por comer alimentos indebidos: alimentos grasos, alimentos que producen gas o demasiados, para la gente con intolerancia a la lactosa, productos lácteos. Generalmente el dolor desaparece en unas horas. En caso de infección viral o bacteriana, puede persistir uno o dos días.

El dolor abdominal que es recurrente, persistente, severo o que se acompaña de otros signos y síntomas puede indicar un trastorno serio.

La localización del dolor puede ayudar a su médico a encontrar la causa. Sin embargo, algunas veces la localización puede ser engañosa.

Área umbilical. El dolor cerca del ombligo se relaciona a menudo con un trastorno del intestino delgado o una inflamación del apéndice (apendicitis). El apéndice es una bolsa en forma de gusano que se proyecta fuera del colon. Puede llenarse con desechos alimenticios que pueden hacer que se inflame, se hinche y se llene de pus. Sin tratamiento, un apéndice infectado puede perforarse y causar una infección severa (peritonitis). Además del dolor en el abdomen inferior derecho, otros síntomas de apendicitis pueden incluir náusea, vómito, falta de apetito, febrícula y urgencia de pasar gas o de una evacuación.

Arriba del ombligo. Directamente arriba del ombligo está el área epigástrica. Ahí es donde usted puede esperar sentir el dolor que se asocia a los ácidos del estómago. El dolor persistente en esta área puede indicar también un problema en el intestino delgado superior (duodeno), páncreas o vesícula biliar.

Abajo del ombligo. El dolor abajo del ombligo que se extiende a ambos lados puede indicar un trastorno del colon. Las causas más frecuentes de dolor en esta área en las mujeres son infección del tracto urinario o enfermedad pélvica inflamatoria.

Abdomen superior izquierdo. No es frecuente tener dolor ahí. Cuando lo tiene, puede sugerir un problema en el colon, estómago o páncreas.

Abdomen superior derecho. El dolor intenso en el abdomen superior derecho se relaciona a menudo con inflamación de la vesícula biliar ("cólico" vesicular). El dolor puede irradiarse al centro del abdomen y llegar a la espalda. Ocasionalmente, el páncreas o el duodeno inflamado pueden producir dolor en esta área.

Abdomen inferior izquierdo. El dolor sugiere con mayor frecuencia un problema en el colon descendente, en donde se expulsan los desechos alimenticios. Los posibles trastornos incluyen una infección en el colon (diverticulitis) o inflamación del colon (enfermedad de Crohn o colitis ulcerosa).

Abdomen inferior derecho. La inflamación del colon puede producir también dolor en el abdomen inferior derecho. Otra causa posible y tal vez más seria es la apendicitis.

Dolor migratorio

Una de las características particulares del dolor abdominal es su capacidad de viajar a lo largo de las vías nerviosas profundas a sitios lejanos de la fuente del problema. El dolor relacionado con inflamación de la vesícula biliar, por ejemplo, puede irradiar al pecho y a lo largo de la escápula derecha, hasta el hombro derecho. El dolor de un trastorno del páncreas puede irradiar hacia arriba entre las escápulas. Su médico puede llamar a éste "dolor referido".

Debido al número de órganos vitales que se encuentran en el abdomen, y las complejas señales que envían, siempre es una buena idea consultar con su médico si usted presenta:

- Dolor severo, recurrente o persistente
- Dolor que parece agravarse
- Dolor que se acompaña de fiebre alta, sangrado o vómito

Para aprender más

Para información adicional sobre los trastornos que pueden producir dolor abdominal vea:

- Capítulo 7: Síndrome del colon irritable
- Capítulo 8: Enfermedad de Crohn y colitis ulcerosa
- Capítulo 10: Enfermedad diverticular
- Capítulo 11: Cálculos vesiculares
- Capítulo 12: Pancreatitis
- Capítulo 13: Enfermedades del hígado
- Capítulo 14: Cáncer

Diarrea y estreñimiento

Éstos son síntomas frecuentes que virtualmente todos presentan en algún momento. Típicamente duran un período corto y luego desaparecen. Pero algunas veces la diarrea o el estreñimiento pueden ser persistentes. Los síntomas persistentes generalmente indican un trastorno digestivo

Diarrea

La diarrea puede presentarse cuando el intestino delgado se inflama y los intestinos no pueden absorber los nutrientes y líquidos. Después de una comida, los nutrientes del alimento se absorben en el intestino delgado. Luego el colon absorbe el líquido restante de las partículas digeridas de alimento, formando heces semisólidas. La diarrea ocurre cuando este proceso se desorganiza. Puede acontecer en las formas siguientes:

Infección viral. Es la causa más frecuente de diarrea. Un virus invasor puede dañar la membrana mucosa del intestino, alterando la absorción de líquidos y nutrientes. Típicamente, después de uno a tres días, los síntomas empiezan a mejorar y la diarrea desaparece gradualmente.

Infección bacteriana. Las bacterias en alimentos o agua contaminados pueden formar una toxina que hace que las células intestinales secreten sal y agua. Esto supera la capacidad del intestino delgado inferior y del colon de absorber el líquido. Como en la infección viral, la diarrea generalmente dura uno a tres días.

Otros agentes inflamatorios. Aunque es menos frecuente, la diarrea puede ser resultado de un parásito o de una reacción a medicinas, como los antibióticos. Una vez que el parásito es eliminado o que se suspende el antibiótico, la diarrea generalmente desaparece.

Trastornos intestinales. La diarrea que persiste o recidiva generalmente se relaciona con un trastorno intestinal. Las posibles causas incluyen el síndrome del colon irritable, una enfermedad inflamatoria, como la colitis ulcerosa o la enfermedad de Crohn, o un problema de mala absorción, como la intolerancia a la lactosa o la enfermedad celíaca. Algunas veces la diarrea se asocia a un tumor.

Exceso de cafeína o alcohol. La cafeína y el alcohol estimulan el paso de heces. Si usted los toma en exceso, pueden hacer que el alimento se mueva demasiado rápidamente a través del intestino delgado y del colon.

Autocuidados

La diarrea generalmente desaparece espontáneamente, sin necesidad de antibióticos o de otras medicinas. Productos que se pueden obtener sin receta, como Imodium, Pepto-Bismol y Kaopectate pueden disminuir la diarrea, pero no siempre aceleran la recuperación. Siga estas sugerencias para prevenir la deshidratación y reducir los síntomas mientras se recupera:

Tome ocho a 10 vasos de líquidos claros diariamente. Esto incluye agua, jugos, tés suaves o bebidas con electrolitos, como Gatorade.

Agregue gradualmente alimentos sólidos. Empiece con alimentos fácilmente digeribles como galletas saladas, pan tostado, arroz, cereal y pollo.

Evite estos alimentos y bebidas. Espere unos días antes de consumir productos lácteos, alimentos grasos, alimentos condimentados, bebidas que contienen cafeína o alcohol, o té con sen. Pueden prolongar la diarrea.

No tome antiácidos que contienen magnesio. El magnesio puede causar diarrea.

Disminuya el estrés. En algunas formas crónicas de diarrea, tratamientos como la acupuntura, la acupresión o el masaje pueden disminuir los síntomas aliviando el estrés y estimulando el sistema de defensa natural del cuerpo. Sin embargo, ninguno de estos tratamientos ha sido comprobado científicamente.

Estreñimiento

Una de las principales funciones del colon es absorber agua de los residuos alimenticios. Al permanecer los desechos alimenticios en el colon, pierden progresivamente el contenido de agua. Con el tiempo, los desechos se vuelven muy secos y difíciles de pasar.

¿Cuándo es demasiado el intervalo entre las evacuaciones? Varía. Algunas personas tienen dos o tres evacuaciones diarias. Otras tienen evacuaciones tres o cuatro veces por semana. Sin embargo, si usted tiene evacuaciones sólo una o dos veces por semana, o tiene que pujar para evacuar, es probable que esté estreñido.

El estreñimiento puede ocurrir por muchas razones, y tiende a volverse más común con la edad. Al avanzar la edad, los músculos del tracto digestivo se vuelven menos activos. Su estilo de vida también puede cambiar. Los factores que aumentan el riesgo de estreñimiento incluyen no tomar suficientes líquidos, comer muy poca fibra y hacer muy poco ejercicio.

Además, ciertas medicinas pueden hacer más lenta la digestión, produciendo estreñimiento. Incluyen narcóticos y antiácidos que contienen aluminio. Algunas personas con síndrome del colon irritable presentan episodios alternos de diarrea y estreñimiento.

Generalmente el estreñimiento es un trastorno temporal que puede corregirse fácilmente. Sin embargo, algunas veces el estreñimiento puede indicar un problema más serio. Vea a su médico si usted presenta:

- Estreñimiento reciente e inexplicable
- Cambio reciente e inexplicable en los patrones o hábitos del intestino

• Estreñimiento que dure más de siete días a pesar de cambios en la alimentación o de practicar ejercicio

• Sangre en las heces o dolor abdominal intenso

Autocuidados

Estas sugerencias pueden ayudar a aliviar o prevenir el estreñimiento:

Tome ocho a 10 vasos de líquidos diariamente. El líquido ayuda a mantener blandas las heces. Es preferible el agua.

Consuma alimentos ricos en fibra. La fibra confiere volumen y ablanda las heces para que pasen suavemente a través del tracto digestivo. Debe usted consumir 20 a 35 gramos de fibra al día. Los granos enteros, las frutas y los vegetales son las mejores fuentes de fibra (vea página 15).

Para evitar el gas abdominal, los cólicos y la distensión que pueden ocurrir por agregar demasiada fibra a la alimentación demasiado rápidamente, es mejor aumentar gradualmente la cantidad de fibra que usted consume en un período de unas dos semanas.

Disfrute los alimentos regularmente. Comer en un horario regular favorece la función intestinal normal.

Practique ejercicio regularmente. El ejercicio estimula los músculos digestivos y acelera el paso del alimento por el tracto digestivo. Intente practicar ejercicio por lo menos 30 minutos la mayoría o todos los días de la semana.

Haga caso al llamado de la naturaleza. Mientras más difiera ir al baño una vez que siente la urgencia, más agua se absorbe de las heces y más duras se vuelven. No se apresure en el baño, sino relájese y tome el tiempo suficiente para completar la evacuación.

Disminuya el estrés. El estrés puede hacer más lenta la digestión. Para algunas formas de estreñimiento crónico, prácticas como yoga, masaje, acupresión o aromaterapia pueden disminuir los síntomas aliviando el estrés y favoreciendo la relajación. Sin embargo, ninguno de estos tratamientos ha sido comprobado científicamente.

Para aprender más

Para información adicional sobre los trastornos que pueden producir diarrea o estreñimiento vea:

• Capítulo 7: Síndrome del colon irritable

• Capítulo 8 : Enfermedad de Crohn y colitis ulcerosa

• Capítulo 9: Enfermedad celíaca

- Capítulo 10: Enfermedad diverticular
- Capítulo 12: Pancreatitis
- Capítulo 14: Cáncer

¿Qué hay acerca de los productos que se pueden obtener sin receta?

Los cambios en su estilo de vida son la forma mejor y más segura de manejar el estreñimiento. Si no ayudan, o si sus efectos son limitados, puede intentar un suplemento de fibra natural. Estos productos alivian a menudo el estreñimiento en uno a tres días. Los suplementos de fibra generalmente son seguros, pero debido a que son tan absorbentes, tómelos con bastante agua. Si no toma suficiente agua, los suplementos pueden causar estreñimiento, lo opuesto de lo que usted quiere.

Los laxantes también alivian el estreñimiento, pero hable con su médico antes de tomar alguno. Si los usa más de unos pocos días, los laxantes pueden ser perjudiciales. Los ablandadores de las heces son los productos más suaves. Los laxantes salinos también son relativamente seguros. Los laxantes estimulantes son los más potentes.

Sangrado

El sangrado en cualquier extremo de su tracto digestivo puede ser alarmante. Algunas veces el sangrado puede ser un problema menor, como problemas de las encías o hemorroides. Otras veces el sangrado es una advertencia de un trastorno más severo, como una úlcera o cáncer. El curso de acción más seguro es ver a su médico lo más pronto posible.

Sangre en el vómito o saliva

Los trastornos digestivos que pueden producir sangre en el vómito o saliva incluyen:

- Úlcera péptica
- Desgarro en el esófago
- Tejido inflamado en el esófago, estómago o intestino delgado
- Cáncer del esófago o estómago

La sangre generalmente es de color rojo brillante. Ocasionalmente puede ser negra o café oscuro y semejar posos de café que indican que ha sido parcialmente digerida en su estómago o duodeno. A menudo señala un problema severo.

Sangrado rectal

Un desgarro anal (fisura) y las hemorroides son las causas más frecuentes de sangrado rectal (vea "Hemorroides inofensivas pero molestas"). La sangre se observa generalmente en el papel del baño o en el agua de la taza del baño de color rojo brillante.

Otras causas de sangrado rectal incluyen inflamación del colon por colitis ulcerosa o enfermedad de Crohn. El sangrado rectal puede ser también una advertencia de tumores no cancerosos (pólipos) en el colon o de cáncer. Algunas veces esta sangre es más oscura y está mezclada con las heces, produciendo heces negras o de color caoba. Las heces negras generalmente indican sangrado en el intestino superior.

Para aprender más

Para información adicional en los trastornos que pueden producir sangrado vea:

- Capítulo 6: Úlceras y dolor de estómago
- Capítulo 8: Enfermedad de Crohn y colitis ulcerosa
- Capítulo 14: Cáncer

Pérdida de peso

El peso de todos tiende a fluctuar día con día. Pero una reducción súbita, no intencional de más de cinco por ciento de su peso en unas cuantas semanas —o del 10 por ciento en seis meses— no es común. Si usted está bajando de peso y no está seguro de la causa, consulte a su médico.

Algunos trastornos que pueden llevar a perder peso incluyen:

- Dificultad para deglutir
- Trastornos de mala absorción
- Enfermedad del páncreas o del hígado
- Cáncer

Hemorroides inofensivas pero molestas

Es posible que usted no sepa siquiera que existen. En otros casos, el sangrado, comezón o ardor le dicen que tiene hemorroides.

Las hemorroides son venas injurgitadas de sangre en el recto inferior. La injurgitación es resultado de la presión sobre las venas, haciendo que se formen pequeños sacos. Las hemorroides son frecuentes. Aproximadamente la mitad de los adultos las tienen hacia los 50 años de edad.

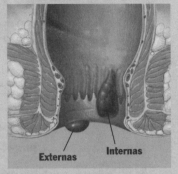

Las hemorroides internas usualmente son indoloras, pero pueden sangrar. Las externas pueden ser dolorosas.

El estreñimiento y la diarrea son causas frecuentes de hemorroides. Pujar frecuentemente para pasar heces duras y pequeñas aumenta la presión sobre las venas. Lo mismo sucede con la expulsión abrupta de diarrea. Otras causas incluyen levantar objetos pesados, la obesidad, el embarazo o estar sentado durante períodos prolongados.

Usted puede tratar la mayoría de las hemorroides aumentando el contenido de fibra y agua de su alimentación para ablandar las heces. Los baños de asiento con agua tibia 10 a 15 minutos tres o cuatro veces al día pueden aliviar la inflamación y el dolor. También las cremas que pueden obtenerse sin receta pueden aliviar la inflamación y el dolor, pero es mejor usarlas sólo temporalmente. Evite el papel del baño seco y áspero porque puede irritar las hemorroides. Después de una evacuación, limpie su ano cuidadosamente con un lienzo húmedo y tibio o una toallita medicada.

Para las molestas hemorroides que no desaparecen, su médico puede recomendar alguno de los siguientes tratamientos:

Ligadura con una banda elástica. Se coloca una liga alrededor de la base de las hemorroides dentro del recto. La banda corta la circulación y las hemorroides desaparecen.

Escleroterapia. Se inyecta una solución química alrededor del vaso sanguíneo para encoger la hemorroide.

Coagulación con láser o fotocoagulación con rayos infrarrojos. Estos procedimientos usan calor eléctrico, láser o luz infrarroja para quemar y destruir el tejido hemorroidal.

Hemorroidectomía. La cirugía es el método más eficaz para eliminar hemorroides extensas o severas.

El manejo de la pérdida de peso no voluntaria generalmente implica una dieta rica en calorías para evitar seguir perdiendo peso, además de determinar la causa de la pérdida de peso. Una vez que se identifica la causa, su médico puede tratar mejor el problema.

Para aprender más
Para información adicional sobre los trastornos que pueden producir pérdida de peso vea:

- Capítulo 8: Enfermedad de Crohn y colitis ulcerosa
- Capítulo 9: Enfermedad celíaca
- Capítulo 12: Pancreatitis
- Capítulo 13: Enfermedades del hígado
- Capítulo 14: Cáncer

Capítulo 4

Pruebas diagnósticas frecuentes

P ara la mayoría de la gente las agruras o diarrea ocasionales no causan mucha alarma. Es cuando los síntomas digestivos persisten o se agravan que la gente generalmente consulta con su medico. Su médico puede diagnosticar la causa en un breve tiempo. Una exploración física, junto con preguntas respecto a sus síntomas, hábitos de alimentación y ejercicio, y la rutina diaria, puede ser todo lo que se necesita.

Sin embargo, mucha veces, antes que el médico pueda establecer el diagnóstico se necesitan algunas pruebas. Las pruebas diagnósticas son especialmente útiles cuando sus síntomas indican varias causas posibles. También pueden ayudar a confirmar el diagnóstico inicial de su médico.

El tipo de prueba que usted necesita depende de sus síntomas y su localización, severidad y frecuencia. Aquí presentamos algunas de las pruebas más frecuentes para diagnosticar problemas digestivos:

Análisis de sangre

Los análisis de sangre son a menudo el primer paso porque son relativamente sencillos de practicar y proporcionan a su médico una idea general de lo que está pasando dentro de su cuerpo. Es posible que se practiquen varios análisis, incluyendo uno o más de los siguientes:

Biometría hemática completa (BHC). Este análisis determina diversas propiedades de la sangre, incluyendo el número de glóbulos rojos y blancos. Una reducción de los glóbulos rojos (anemia) puede asociarse a sangrado gastrointestinal. Una elevación de los glóbulos blancos puede indicar una infección o inflamación.

Pruebas hepáticas. Estas pruebas determinan ciertas enzimas y proteínas en su sangre. Si el hígado está inflamado o no funciona adecuadamente, a menudo sus niveles son anormales. Vea en la página 156 más pruebas del hígado.

Caroteno, B-12 y folato. Los niveles anormales de estos nutrientes en la sangre sugieren que su intestino puede no estar absorbiendo los nutrientes del alimento (problema de mala absorción).

Determinación de electrólitos. El vómito o la diarrea severos pueden causar anormalidades en los niveles de electrólitos sodio y potasio en la sangre. Un nivel muy bajo de potasio puede tener el riesgo de problemas cardíacos.

Análisis de orina y heces

Un análisis de orina puede algunas veces ayudar a identificar causas raras de dolor abdominal o diarrea a través de niveles anormales de sustancias específicas excretadas en la orina.

Si tiene usted diarrea severa, su médico puede solicitar una muestra de heces para buscar parásitos o bacterias (o sus toxinas asociadas) que pueden ser causa de diarrea. Los análisis de las heces pueden identificar también niveles aumentados de grasa, sugiriendo un problema de mala absorción.

Otro análisis frecuente en las heces es la prueba de sangre oculta en heces (Hemoccult). Determina la presencia de sangre oculta que puede estar relacionada con cáncer o con otras enfermedades que pueden causar sangrado intestinal, como úlceras o enfermedad inflamatoria intestinal.

Una prueba de sangre oculta en heces puede ser una parte rutinaria del escrutinio del cáncer colorrectal en personas de 50 años o más. Sin embargo, no todos los cánceres sangran, y los que lo hacen a menudo sangran intermitentemente. Por lo tanto, puede tener un resultado negativo de la prueba aunque haya cáncer. Ciertos alimentos contienen sustancias químicas que pueden producir una falsa lectura. El brócoli, la coliflor y las carnes rojas no suficientemente cocinadas pueden causar una lectura falsa, indicando sangre en las heces cuando no la hay.

Lo opuesto, los suplementos de vitamina C pueden enmascarar una reacción positiva, impidiendo que la tira cambie de color cuando hay sangre.

Una prueba similar para sangre en heces llamada Hemoquant se desarrolló en la Clínica Mayo. Tiene menos probabilidad de dar falsas lecturas. Sin embargo, es más costosa y complicada.

Muchos médicos, incluyendo los médicos de la Clínica Mayo recomiendan otros métodos de escrutinio de cáncer colorrectal en lugar o además de la prueba de sangre oculta en heces. Incluyen la colonoscopía o sigmoidoscopía combinadas con rayos X del colon.

Rayos X

Estos estudios son otra forma de comenzar a diagnosticar problemas digestivos porque son relativamente simples de practicar. El tipo de estudio de rayos X depende de la localización de sus síntomas:

Serie gastroduodenal

Este estudio utiliza una serie de imágenes de rayos X para buscar problemas en el esófago, estómago y la primera porción del intestino delgado (duodeno). El ayuno antes del procedimiento ayuda a eliminar el líquido y el alimento del estómago. Esto hace que sea más fácil ver las anormalidades.

Un radiólogo coloca un aparato de rayos X sobre usted si está acostado, o frente a usted si está de pie. Al principio del procedimiento usted deglute un líquido blanco espeso que contiene bario. El bario es una sustancia química alcalina metálica blanca que recubre temporalmente el revestimiento del tracto digestivo y hace que se vea más claramente en las placas de rayos X. Le pueden pedir que degluta líquido o tabletas que producen gas, como bicarbonato de sodio. Esto distiende el estómago separando los pliegues y proporcionando una mejor vista del revestimiento interno.

El radiólogo sigue el progreso del bario a través de su estómago en un monitor de video. Viendo el flujo de bario el radiólogo puede detectar problemas en la forma como funciona su sistema digestivo. Por ejemplo, los rayos X pueden mostrar si los músculos que controlan la deglución están funcionando adecuadamente al contraerse y relajarse. Las imágenes de rayos X pueden detectar también un tumor, una úlcera, o una estrechez (estenosis) del esófago.

Todo el procedimiento puede durar 1 a dos horas. El bario pasa eventualmente a través de todo el sistema digestivo produciendo heces blancas durante unos días. El estreñimiento es un efecto secundario frecuente, que usted puede prevenir bebiendo bastantes líquidos unos días. Su médico puede recomendar el uso de laxantes, enemas o una combinación de los dos para ayudar a eliminar el bario.

Rayos X del intestino delgado

Si su médico sospecha que pueda tener problemas en el intestino delgado, como una obstrucción, una serie gastrointestinal de rayos X puede extenderse para incluir todo el intestino delgado. Las imágenes de rayos X generalmente se toman a intervalos de 15 a 30 minutos al avanzar el bario a través del intestino. Puede tardar hasta cuatro horas desde el momento en que toma el bario hasta que llega a la última porción del intestino delgado (íleon terminal). Una vez que el bario llega al colon, termina la prueba. De nuevo, su médico puede recomendar que use laxantes, enemas o ambos.

Rayos X del colon

Este estudio permite a su médico examinar todo el colon con rayos X, buscando úlceras, áreas estrechas (estenosis), crecimientos del revestimiento (pólipos), pequeñas bolsas en el revestimiento (divertículos), cáncer y otras anormalidades.

Un enema con bario es otro nombre de los rayos X del colon. El bario se aplica en el colon a través de un tubo en el recto. El colon necesita estar vacío para este procedimiento, por lo que uno o dos días antes puede usted necesitar restringir su dieta a líquidos claros, como caldo, gelatina, café, té o refrescos. También puede recibir laxantes o tal vez enemas antes del estudio para ayudar a vaciar el colon.

Durante el estudio de rayos X del colon usted se acuesta de lado bajo un aparato de rayos X. El radiólogo coloca un tubo flexible y lubricado en su recto. Este tubo está conectado a una bolsa de bario que recubre las paredes del colon para que se vea el revestimiento más claramente con los rayos X. Al drenar lentamente el bario en el colon, usted siente la urgencia de evacuar. Un pequeño balón en el tubo, localizado en el colon inferior o en el recto, ayuda a impedir que el bario se salga.

El radiólogo observa la forma del colon y su estado en un monitor de televisión conectado con el aparato de rayos X. Al llenar su colon de bario, se le pedirá que cambie de posición varias veces para proporcionar diferentes vistas del colon. Algunas veces el radiólogo puede manipular su colon presionando firmemente en su abdomen y pelvis inferior. El radiólogo puede inyectar aire a través del tubo para distender el colon y mejorar la imagen.

Después del examen, que generalmente tarda unos 20 minutos, el radiólogo baja la bolsa de bario, permitiendo que gran parte del bario drene fuera del colon. Esto hace que usted se sienta más cómodo. Durante unos días probablemente tendrá heces blancas o grises mientras el resto del bario sale de su sistema. Beba bastantes líquidos durante este tiempo para prevenir estreñimiento. Su médico puede sugerir que use enemas o tome un laxante para ayudar a eliminar el bario.

Tomografía computarizada (TC)

La tomografía computarizada es un medio eficaz para diagnosticar tumores, colecciones de sangre o líquidos, o infecciones (abscesos) dentro de su cuerpo. Combina los rayos X con tecnología computarizada para producir imágenes claras tridimensionales de sus órganos internos, huesos y otros tejidos

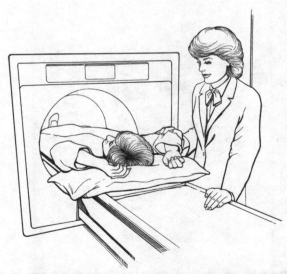

Durante una TC, el aparato de rayos X rota alrededor de usted, obteniendo imágenes de ciertas áreas de su cuerpo desde diferentes ángulos.

Usted se acuesta en una mesa de examen que se desliza en un tomógrafo de rayos X en forma de dona. El tomógrafo rota alrededor de usted, tomando una serie de rayos X de cortes muy delgados desde muchos ángulos. La computadora compone las imágenes en una imagen que el radiólogo puede examinar desde cualquier ángulo, o que puede disecar y ver capa por capa. La TC de su abdomen y pelvis puede ayudar a identificar anormalidades en el páncreas, hígado, riñones, y algunas veces, intestino, vesícula y conductos biliares.

Una TC abdominal es indolora. La parte más incómoda es tomar un líquido, o recibirlo a través de una inyección, que contiene yodo que hace que sus órganos y tejidos se vean más claramente. Debido a que algunas personas son alérgicas al yodo, antes de empezar la prueba le preguntarán si ha tenido alguna vez una reacción alérgica al yodo. Puede también ser necesario estar en ayunas antes de la TC. Esto hace más fácil ver los órganos y las anormalidades.

Ultrasonido

Los procedimientos de ultrasonido combinan ondas de sonido de alta frecuencia y tecnología computarizada para proporcionar imágenes de sus órganos internos. Mientras está acostado en una

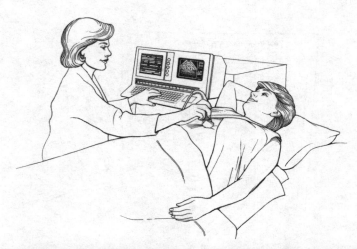

Una técnica en ultrasonido (sonografista) coloca un instrumento que tiene en la mano llamado transductor sobre la piel y lo desplaza lentamente en el área de su cuerpo que está examinando.

mesa de exploración se coloca un transductor en su abdomen. El transductor envía ondas de sonido inaudibles que se reflejan, como el sonar. Una computadora traduce estas ondas reflejadas en una imagen bidimensional. El examen es indoloro y generalmente dura menos de 30 minutos.

A menudo se utiliza el ultrasonido para examinar órganos abdominales como el hígado, páncreas, vesícula biliar y riñones. Es especialmente útil para detectar cálculos vesiculares y mostrar la forma, textura y composición de los tumores y quistes. Usando técnicas especiales el ultrasonido puede también determinar el flujo de sangre en las arterias y venas, ayudando a identificar algún bloqueo.

Endoscopía

Una de las formas más efectivas para diagnosticar problemas digestivos es observar dentro del tracto digestivo. Para hacer esto, se pasa un tubo delgado y flexible con luz de fibra óptica y una pequeña cámara electrónica a través de la boca, esófago, estómago e intestino delgado superior, o a través del ano, recto y todo o una porción del colon. Un endoscopio es el instrumento que examina el tracto gastrointestinal. Cuando se usa para examinar el tracto gastrointestinal inferior, se refiere típicamente como colonoscopio o sigmoidoscopio. Un sigmoidoscopio es más corto que un colonoscopio.

Endoscopía superior

Este procedimiento permite a su médico ver directamente dentro del esófago, estómago y duodeno. Puede ayudar a determinar lo que causa síntomas como dificultad para deglutir, agruras, náusea, vómito, dolor del pecho, sangrado o dolor abdominal superior. Pueden insertarse también pequeños instrumentos a través del tubo para realizar procedimientos adicionales.

Durante la endoscopía superior su médico puede hacer alguna o varias de las siguientes actividades:

- Buscar tejido inflamado, úlceras y crecimientos anormales
- Tomar muestras de tejido (biopsias)
- Remover objetos extraños o crecimientos no cancerosos (pólipos)
- Distender (dilatar) el esófago si está estrecho por tejido cicatricial
- Identificar y tratar lesiones sangrantes

Su estómago debe estar vacío para la prueba, por lo que no puede comer o beber nada por los menos cuatro a seis horas antes del examen. Inmediatamente antes del procedimiento, puede recibir una nebulización con un anestésico para adormecer la garganta y ayudar a prevenir el arqueo. La mayoría de la gente recibe también medicina en una vena para sedarla.

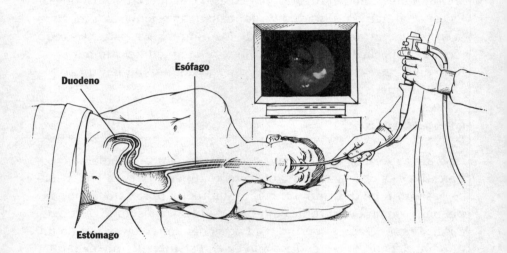

Un endoscopio proporciona una visión directa de su tracto gastrointestinal superior: esófago, estómago y duodeno. Las imágenes del interior aparecen en una pantalla de televisión.

Después de colocar el endoscopio en la boca, su médico le pide que degluta para ayudar a pasar el tubo de la garganta al esófago. El tubo no interfiere con la respiración, pero puede usted sentir una ligera sensación de presión o llenura al desplazarse por su tracto digestivo. La cámara transmite una imagen, permitiendo a su médico examinar cuidadosamente el revestimiento de su tracto digestivo superior. Su médico puede a menudo ver anormalidades que no se ven bien en una imagen de rayos X, como el tejido esofágico inflamado o dañado por el reflujo ácido del estómago, o pequeñas úlceras o tumores en el estómago o duodeno. Se puede también insuflar aire al estómago para distender los pliegues naturales y proporcionar una vista mejor del revestimiento del estómago. El aire puede hacer que usted eructe o pase gas posteriormente.

La endoscopía superior generalmente dura unos 30 minutos, pero generalmente necesita más o menos una hora para recuperarse del sedante. También puede persistir varias horas por lo que podría necesitar ayuda para regresar a su casa. El endoscopio puede hacer que su garganta le duela ligeramente o esté irritada uno o dos días.

Colonoscopía

De manera similar a la forma en que se practica la endoscopía, la colonoscopía permite a su médico ver el interior del colon. Durante el examen, su médico puede:

- Inspeccionar el colon en busca de anormalidades, como sangrado, inflamación, tumores, bolsas (divertículos) o áreas estrechas
- Tomar muestras de biopsia
- Extirpar pólipos
- Tratar sitios de sangrado
- Distender (dilatar) áreas estrechas

Su colon debe estar vacío para este examen, igual que para los rayos X del colon, usted recibe una dieta restringida uno o dos días antes. La mayoría de la gente recibe también laxantes, y tal vez un enema.

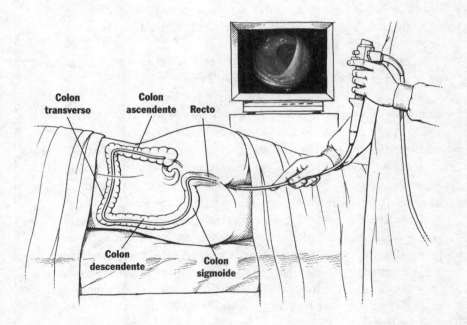

Durante la colonoscopía se inserta un tubo flexible en el recto y se pasa a través del colon (intestino grueso). Las imágenes del interior del tracto gastrointestinal inferior aparecen en un monitor de televisión.

Antes que empiece el examen probablemente reciba un sedante para ayudar a relajarse. Puede también recibir un analgésico. Durante el examen usted se acuesta en el lado izquierdo. El colonoscopio tiene un canal que permite a su médico insuflar aire en el colon. Esto infla el colon para tener una mejor vista de las paredes interiores.

La colonoscopía generalmente dura entre 15 y 60 minutos. Usted siente algunos cólicos abdominales o presión durante el examen, que deben desaparecer al retirar el endoscopio. Una vez que termina el examen, se requiere aproximadamente una hora para recuperarse del sedante. También necesita que alguien lo lleve a casa, porque puede tardar hasta un día para que desaparezcan completamente los efectos del sedante. Puede sentir distensión abdominal y gas una horas después, hasta que expulse el aire inyectado.

Colonoscopía más confortable

La colografía con tomografía computarizada (TC) es una nueva técnica prometedora para examinar el colon. Generalmente llamada "colonoscopía virtual", proporciona imágenes bi y tridimensionales del colon y recto sin tener que usar un colonoscopio o sedación.

Antes del estudio usted recibe laxantes y tal vez un enema para eliminar las heces del colon. El colon se llena con aire insertando la punta de un catéter pequeño en el recto. Se toman imágenes de todo el colon y recto a través de un tomógrafo computarizado. La colonoscopía es más confortable y rápida que la colonoscopía tradicional. Una tomografía computarizada de todo el colon tarda generalmente menos de 10 minutos. Algunas veces le pedirán que no respire para limitar el movimiento abdominal y no distorsionar las imágenes.

Estudios de investigación están comparando la eficacia de la colonoscopía virtual con la colonoscopía tradicional. El nuevo procedimiento puede identificar la mayoría de pólipos mayores de 1.25 centímetros. Sin embargo, si se encuentran áreas sospechosas, se necesitará una colonoscopía tradicional para tener una mejor vista del área, tomar biopsias o remover pólipos.

Los investigadores están estudiando también si la colonoscopía virtual puede practicarse con éxito sin preparación intestinal previa.

Sigmoidoscopía

En este procedimiento su médico examina el recto y el colon sigmoide, y tal vez parte del colon descendente, en lugar de todo el colon. La sigmoidoscopía se practica en la misma forma que la colonoscopía, excepto que generalmente usted no es sedado.

Su médico puede ordenar una sigmoidoscopía para encontrar la causa de la diarrea, dolor abdominal, estreñimiento o sangrado, o buscar signos de cáncer. La sigmoidoscopía es a menudo una parte rutinaria del escrutinio de cáncer en personas de 50 años de edad o más. Debido a que los crecimientos en la parte superior del colon no pueden verse en la sigmoidoscopía, su médico puede combinar el estudio con rayos X del colon, que muestra todo este último.

La sigmoidoscopía tarda sólo unos cinco a 10 minutos, aunque puede durar unos minutos más si su médico necesita tomar biopsias o tratar el tejido inflamado o sangrante. Puede usted sentir distensión abdominal una horas después hasta que expulse el aire inyectado. Si se encuentran pólipos durante una sigmoidoscopía, el paso siguiente generalmente es colonoscopía para extirpar los pólipos y examinar todo el colon en busca de pólipos adicionales.

Estudio ambulatorio del ácido (pH) con sonda

Este estudio puede ayudar a determinar si usted tiene reflujo ácido, un trastorno en el cual el estómago regurgita hacia el esófago. El estudio usa un electrodo para medir el ácido (pH) e identificar, cuándo, y cuánto tiempo el ácido regurgita en el esófago.

La inserción del electrodo tarda unos 15 minutos. Mientras usted está sentado, una enfermera o un técnico puede aplicar una nebulización en su garganta con una medicina para adormecerla antes de insertar el catéter a través de la nariz (menos frecuentemente, de la boca) al esófago. El electrodo se coloca inmediatamente por arriba de la válvula muscular (esfínter esofágico inferior) entre el esófago y el estómago. Un segundo electrodo puede colocarse en el esófago superior. La sonda no interfiere con la respiración, y la mayoría de las personas tienen pocas o ninguna molestia.

Conectado al otro extremo de la sonda se encuentra una pequeña computadora que usted lleva en su cintura o colgada del hombro durante el estudio. Esta computadora registra la determinación del ácido. Después de colocarle el dispositivo puede regresar a su casa o al lugar en donde se está alojando. Al día siguiente regresa para que le retiren el dispositivo.

Conocer la frecuencia y duración del reflujo ácido puede ayudar a su médico a decidir la mejor forma de tratar su problema. Este estudio puede ayudar también a determinar si el reflujo puede estar causando otros síntomas, como dolor en el pecho, tos o sibilancias, correlacionando los episodios de reflujo ácido con el inicio de estos síntomas. Mientras que tiene colocado el dispositivo, pueden pedirle que registre el momento en que usted presenta síntomas y cuánto tiempo duran.

También se utiliza ocasionalmente un estudio ambulatorio del ácido (pH) para determinar si el tratamiento para controlar el reflujo ácido está funcionando. Además de los electrodos en el esófago superior e inferior, se coloca un tercer electrodo en el estómago para determinar el nivel de ácido del mismo.

Estudio de los músculos esofágicos (manometría)

Este estudio, que mide las presiones esofágicas, se practica si su médico sospecha que tiene un problema de deglución causado por los músculos del esófago que no están funcionando adecuadamente. Durante la manometría se inserta una pequeña sonda sensible a la presión por la nariz (menos frecuentemente por la boca) que llega al esófago. Ahí registra las contracciones musculares al deglutir.

Cuando deglute, los músculos del esófago normalmente se contraen y relajan formando ondas (peristalsis) que impulsan el alimento y los líquidos hacia el estómago. Además, las válvulas musculares de la parte superior e inferior del esófago (esfínter esofágico superior e inferior) se relajan y abren para dejar pasar el alimento y los líquidos. Luego se contraen de nuevo para evitar que el ácido corrosivo del estómago dañe al esófago y la garganta. Un mal funcionamiento de estos músculos puede tener como resultado dificultad para deglutir, agruras severas, espasmos esofágicos e incluso neumonía debidos a aspiración del contenido del estómago.

La manometría se utiliza sobre todo después que otros estudios o tratamientos no han podido identificar el problema. El estudio tarda menos de una hora. Ocasionalmente puede utilizarse la manometría para medir la presión en el estómago, intestino delgado o recto.

Estudios del tránsito intestinal

Si usted tiene dolor abdominal persistente, náusea, vómito, estreñimiento o diarrea y otros estudios diagnósticos no pueden determinar la causa, su médico puede ordenar uno de varios estudios del tránsito. Estos son estudios para medir la velocidad con que el alimento pasa a través de ciertas partes o de todo su sistema digestivo. Si los músculos digestivos o nervios no están funcionando adecuadamente el alimento puede pasar a través de su sistema demasiado rápido o demasiado despacio.

Vaciamiento gástrico

Este estudio valora la velocidad con que el estómago vacía el alimento al intestino delgado. Su médico puede ordenar este estudio cuando presenta vómito sin explicación o si se siente lleno después de comer sólo una moderada cantidad de alimento. Por ejemplo, si usted tiene diabetes, puede tener riesgo de gastroparesia, un trastorno en el cual su estómago se vacía demasiado despacio.

Después de no tomar alimento durante la noche, usted visita a su médico y toma un poco de pan, un vaso de leche y algunos huevos. Los huevos contienen unas gotas de una sustancia ligeramente radiactiva clara y sin sabor. Al estar de pie o acostado, cámaras de radiación gamma toman imágenes de los huevos al pasar por el estómago. Las imágenes no muestran sus órganos internos, sólo los huevos radiactivos. Las primeras imágenes se toman inmediatamente después de comer, seguidas por imágenes a la hora, dos y cuatro horas. Cada sesión requiere sólo unos cinco minutos. Entre las imágenes puede usted sentarse o caminar.

Si su estómago se vacía normalmente, 11 a 39 por ciento de los huevos estarán fuera del estómago a la hora, 40 a 76 por ciento a las dos horas, y 84 a 98 por ciento a las cuatro horas.

Vaciamiento gástrico y tránsito del intestino delgado

Este estudio es el mismo que el vaciamiento gástrico, excepto que se toma una serie adicional de imágenes a las seis horas. Si su intestino delgado mueve normalmente el alimento, 46 a 98 por ciento de los huevos habrán pasado por el intestino delgado en este tiempo y se encontrarán en el colon.

Tránsito a través de todo el intestino

Este estudio puede practicarse si su médico sospecha que su tracto digestivo no está desplazando normalmente el alimento pero no tiene seguridad de cuál es el problema. Usted empieza deglutiendo una cápsula que contiene un elemento radiactivo como rastreador. La cápsula está diseñada para permanecer intacta hasta que llega al colon superior, en donde se disuelve y libera el elemento rastreador que finalmente pasa a través del tracto digestivo inferior.

Aproximadamente una hora después de tomar la cápsula, usted recibe el mismo tipo de desayuno con huevos utilizado en otros estudios de tránsito, seguido por el mismo horario de imágenes como en los estudios de tránsito gástrico y del intestino delgado. Una diferencia importante es que usted regresa al día siguiente para una imagen 24 horas después de haber tomado la cápsula. A la mañana siguiente la cápsula debe haber liberado su elemento rastreador, que debe verse mezclado con los residuos alimenticios en la parte media o inferior del colon. Si el elemento rastreador permanece al principio del colon, su colon no está desplazando los residuos alimenticios normalmente.

Tránsito del colon

Su médico puede ordenar este estudio del colon si tiene estreñimiento severo y persistente. Recibe el mismo tipo de cápsula que en el estudio del tránsito intestinal pero no necesita el desayuno especialmente pre-parado. En su lugar, una enfermera o un técnico le indica cuándo tomar sus alimentos durante el día. Se obtiene una imagen en cuanto deglute la cápsula, luego cuatro horas después. En la imagen de cuatro horas la cápsula debe estar al principio del colon. Usted necesita regresar al día siguiente para una imagen de 24 horas para visualizar lo que ha progresado el elemento rastreador. Como en el estudio del tránsito intestinal, si el elemento no ha llegado a la parte media o inferior del colon, no está desplazando el alimento lo suficientemente rápido. Esto explicaría su estreñimiento.

Capítulo 5

Enfermedad por reflujo gastroesofágico (ERGE)

Casi todos hemos experimentado agruras, esa sensación de ardor en el pecho, y algunas veces en la garganta, por el ácido del estómago que regresa al esófago. Puede ser por una comida muy abundante. O tal vez no dejó que el alimento se hubiera digerido antes de acostarse.

Las agruras son frecuentes, y un episodio ocasional generalmente no es de preocupación. Mucha gente, sin embargo, lucha con las agruras regularmente. Las agruras frecuentes pueden ser un problema serio, y merecen atención médica. Más a menudo, las agruras frecuentes o constantes son un síntoma de enfermedad por reflujo gastroesofágico (ERGE).

Signos y síntomas claves

- Agruras
- Reflujo ácido
- Dificultad para deglutir
- Dolor en el pecho
- Tos persistente
- Ronquera

¿Qué es la ERGE?

Cuando come, los alimentos viajan a través del esófago a una válvula muscular que separa el esófago inferior y el estómago. Llamado esfínter esofágico inferior (EEI), esta válvula se abre para permitir el paso de los alimentos al estómago y después se cierra.

El reflujo de ácido del estómago acontece cuando la válvula se debilita y no cierra firmemente. El ácido del estómago regresa al esófago inferior, causando agruras frecuentes y desorganizando la rutina diaria. El ácido puede también rejurgitar al esófago superior, dejando un sabor agrio en la boca o provocando tos. Este regreso constante de ácido irrita el revestimiento del esófago haciendo que se inflame (esofagitis). Con el tiempo, la inflamación puede estrechar y erosionar el esófago, produciendo sangrado o dificultad para deglutir.

El reflujo gastroesofágico es el nombre del reflujo crónico de ácido que causa esofagitis. Cualquiera puede tener ERGE, incluso los niños e infantes. Sin embargo, la ERGE es más frecuente en la gente mayor de 40 años de edad. Más de la mitad de la gente con esta enfermedad tiene entre 45 y 64 años.

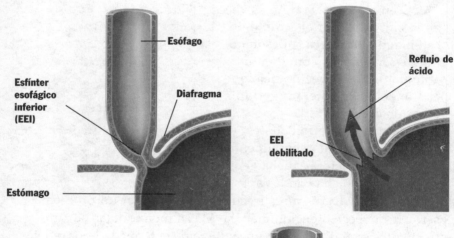

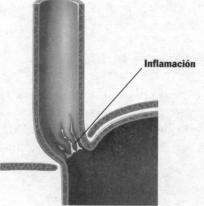

Normalmente, el esfínter esofágico inferior (EEI) permanece cerrado, impidiendo que el ácido del estómago pase al esófago. Si el EEI se debilita o relaja, el ácido puede entrar al esófago, causando agruras e inflamación del tejido.

Variación de los síntomas

El reflujo ácido y las agruras son dos síntomas que la mayoría de la gente con ERGE comparte. Pero más allá de estos dos, los síntomas generalmente varían. Los síntomas adicionales pueden incluir:

Dolor en el pecho. El dolor se agrava a menudo después de un alimento abundante o en la noche. Debido a que la ERGE y la enfermedad cardíaca pueden coexistir, es importante que se valore el dolor en el pecho para asegurarse que no se asocia a un trastorno cardíaco.

Tos. Algunas personas presentan tos crónica, que puede ser debida a pequeñas cantidades de ácido del estómago que rejurgitan a las vías aéreas pulmonares (bronquios).

Sibilancias. El reflujo ácido parece agravarse, y tal vez incluso causar sibilancias que pueden semejar asma.

Problemas en la garganta. El reflujo ácido y la inflamación pueden producir ronquera, necesidad de aclarar la garganta, sensación de una bola en la garganta, dolor crónico de garganta e hipo.

Dificultad para deglutir. Los problemas para deglutir pueden indicar una estrechez (estenosis) del esófago o un espasmo temporal del esófago. En casos severos puede usted sofocarse o sentir que el alimento se queda atorado detrás del esternón.

Sangrado. La inflamación y erosión del revestimiento del esófago o una úlcera esofágica pueden causar sangrado. La sangre puede ser de color rojo brillante o más oscura (incluso negra) y aparecer en el vómito o mezclada con las evacuaciones.

Otras causas de esofagitis

La causa más frecuente de inflamación del esófago (esofagitis) es la ERGE, pero puede desarrollarse esofagitis por otras razones. Un hongo o un virus pueden inflamar el tejido esofágico, especialmente en personas con sistema inmune débil. Ciertas medicinas pueden irritar también los tejidos al deglutirlas, especialmente si no se toman con suficiente líquido o al estar acostado. Éstas incluyen algunos antibióticos, alendronato (Fosamax) para la osteoporosis y tabletas de vitamina C.

¿Quién desarrolla ERGE?

No es fácil identificar qué causa la ERGE. Algunas personas con la enfermedad no tienen ningún factor de riesgo común que señale una causa posible. Sin embargo, muchos tienen por lo menos uno. Cinco factores que aumentan significativamente el riesgo de ERGE incluyen:

Sobrepeso. Muchos, pero no todos los que tienen ERGE, tienen sobrepeso. El exceso de peso ejerce una presión adicional sobre el estómago y el diafragma, el músculo que separa el pecho del abdomen, haciendo que se abra el esfínter esofágico inferior. Comer alimentos abundantes o ricos en grasa puede causar efectos similares.

Antecedentes familiares. Los investigadores de la Clínica Mayo creen que un rasgo genético predispone a algunas personas a la enfermedad. Si sus padres o hermanos tienen o han tenido ERGE, sus probabilidades de tener el trastorno aumentan.

Hernia hiatal. En este trastorno, parte del estómago protruye en la porción inferior del pecho, y el diafragma no puede ya soportar el esfínter esofágico inferior (vea página 74). Si es grande, la hernia hiatal puede agravar el reflujo ácido.

Fumar. Fumar puede aumentar la producción de ácido y agravar el reflujo.

Exceso de alcohol. El alcohol reduce la presión sobre el esfínter esofágico inferior, permitiendo que se relaje y se abra. El alcohol puede irritar también el revestimiento del esófago.

Otros trastornos o enfermedades pueden agravar o precipitar síntomas de ERGE, aunque generalmente no se consideran causa de la ERGE.

Embarazo. La ERGE es más frecuente durante el embarazo por la presión aumentada sobre el estómago y la mayor producción de progesterona. Esta hormona relaja muchos músculos, incluyendo el esfínter esofágico inferior.

Asma. La ERGE es más frecuente en personas que tienen asma. Sin embargo, no es claro si el asma es causa o efecto de la ERGE. Una teoría es que la tos y los estornudos que acompañan al asma pueden producir cambios en la presión en el pecho y en el abdomen, dando lugar a rejurgitación de ácido del estómago hacia el esófago. Algunas medicinas utilizadas para abrir (dilatar) las vías aéreas pueden también relajar el esfínter esofágico inferior y permitir el reflujo de ácido.

También es posible que la ERGE pueda agravar los síntomas de asma. Por ejemplo, puede usted inhalar (aspirar) pequeñas cantidades de jugos digestivos que rejurgitan en el esófago, dañando las vías aéreas pulmonares.

Diabetes. Una de las muchas complicaciones de la diabetes es un trastorno en el cual el estómago tarda demasiado tiempo para vaciarse (gastroparesia). Si permanece demasiado tiempo en el estómago, el contenido puede refluir al esófago, dañando su revestimiento.

Úlcera péptica. Una úlcera cerca de la válvula que controla el flujo de alimento del estómago al intestino delgado (píloro, o válvula pilórica) puede obstruir la válvula o impedir que funcione adecuadamente. Los alimentos y líquidos no salen del estómago con la velocidad que deberían, haciendo que el ácido permanezca en el estómago más tiempo de lo normal y regrese al esófago.

Vaciamiento retardado del estómago. Además de la diabetes o de una úlcera, el funcionamiento anormal de nervios o músculos puede retardar el vaciamiento del estómago, haciendo que el ácido regrese.

Trastornos del tejido conectivo. Las enfermedades que hacen que el tejido conectivo aumente de espesor y se inflame pueden impedir que los músculos se relajen y contraigan como deben, permitiendo el reflujo de ácido.

Síndrome de Zollinger-Ellison. Una de las complicaciones de este raro trastorno es que el estómago produce cantidades sumamente altas de ácido, aumentando el riesgo de reflujo y ERGE.

Riesgo de dejar que progresen los síntomas

Las complicaciones de la ERGE son bastante frecuentes. Si no se trata, el reflujo ácido puede conducir a uno o más de los siguientes trastornos:

Estrechamiento (estenosis) del esófago

Ocurre estenosis aproximadamente en 10 por ciento de la gente con ERGE. El daño a las células del esófago inferior por la exposición al ácido lleva a la formación de tejido cicatricial. El tejido cicatricial estrecha el esófago y puede interferir con la deglución haciendo que grandes fragmentos de alimento queden atrapados en la estenosis. El tratamiento de una estenosis consiste generalmente en un procedimiento que distiende y hace más amplios los tejidos estrechos del esófago, y medicinas para suprimir el ácido para ayudar a prevenir la estenosis.

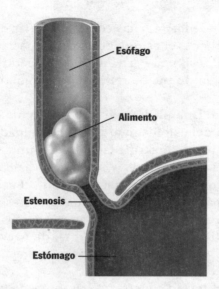

La estrechez (estenosis) del esófago causa a menudo dificultad para deglutir.

Úlcera

El ácido del estómago puede erosionar severamente los tejidos del esófago, haciendo que se forme una úlcera. La úlcera puede sangrar, causar dolor y hacer difícil la deglución. Las medicinas y los cambios del estilo de vida para controlar el reflujo ácido del estómago pueden curar una úlcera dando tiempo a los tejidos dañados para su curación. Para mayor información sobre las úlceras vea el capítulo 6.

Esófago de Barrett

Ésta es una complicación severa de la ERGE. Aunque poco frecuente, está aumentando en incidencia. En este trastorno, el color y composición del revestimiento del esófago inferior cambia. En lugar del color rosado, el tejido toma un color salmón. Al microscopio, el tejido semeja intestino delgado. Este cambio celular es llamado metaplasia.

La metaplasia es causada por la exposición repetida a largo plazo al ácido del estómago, y se asocia a aumento de riesgo de cáncer esofágico. Aproximadamente cinco por ciento de las personas con ERGE tiene esófago de Barrett. Una vez que usted lo tiene, su probabilidad de tener cáncer esofágico es 30 a 125 veces más que la población general. Sin embargo, debido a que el cáncer esofágico es poco frecuente, el riesgo de algunas personas con ERGE de desarrollar cáncer es muy bajo.

La endoscopía es el procedimiento más frecuentemente utilizado para identificar el esófago de Barrett. Se inserta por la garganta un tubo delgado y flexible que lleva una cámara pequeña, permitiendo que el médico examine el esófago en busca de daño en el tejido. Su médico puede remover pequeños fragmentos de tejido (biopsia) del esófago inferior y hacerlos examinar en busca de evidencia de cambios celulares precancerosos (displasia). El grado de cambios precancerosos en el esófago de Barrett varía de ninguno a cambios pequeños pero identificables (displasia de bajo grado), cambios avanzados (displasia de alto grado) y finalmente cáncer invasor. Mientras más avanzados son los cambios, mayor es el riesgo de cáncer.

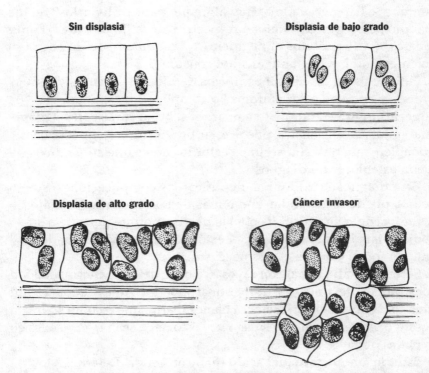

En el esófago de Barrett, las células del revestimiento esofágico pueden cambiar de tamaño, forma y organización. Mientras más notorios son los cambios mayor es el riesgo de que se desarrolle cáncer en las células e invada otras estructuras.

Se dispone de tratamiento para el esófago de Barrett. El problema es que algunas personas van con el médico demasiado tarde, después que el cáncer ya está presente. El tratamiento empieza controlando la ERGE con dieta y cambios en el estilo de vida y, a menudo, controlar medicinas para controlar el reflujo ácido del estómago. Su médico puede también recomendar un examen endoscópico cada dos a tres años para controlar los cambios en los tejidos esofágicos. Si tiene displasia de alto grado, el tratamiento puede implicar destruir el tejido dañado o cirugía para extirpar una porción del esófago.

Busque atención médica

Si presenta agruras dos veces por semana por lo menos durante varias semanas, o si sus síntomas parecen agravarse, consulte a su médico. Le hará preguntas respecto a su salud y a sus síntomas: ¿Qué tan a menudo los presenta? ¿Cuándo ocurren generalmente? ¿Se han agravado? ¿Hay algo que parece aliviarlos? Su médico puede preguntar también respecto a su estilo de vida. ¿Fuma? ¿Cuáles son sus hábitos alimenticios? ¿Ha aumentado de peso recientemente? ¿Qué tanto alcohol consume?

Si tiene usted los síntomas típicos de ERGE —agruras y reflujo ácido— y no tiene otros síntomas o complicaciones, puede no requerir ningún estudio. Sin embargo, si las agruras son severas o tiene síntomas adicionales, puede estar presentando complicaciones. Probablemente necesita algunos estudios antes que su médico pueda establecer un diagnóstico.

Para diagnosticar ERGE e identificar las complicaciones, su médico puede recomendar uno o más de los siguientes estudios:

Endoscopía superior. Es el más preciso porque permite a su médico visualizar el esófago y el estómago. Su médico puede también tomar biopsias, si es necesario.

Serie gastroduodenal con rayos X. Puede detectar anormalidades y obstrucción del tracto gastrointestinal superior. Antes de este estudio, usted toma una solución metálica blanca (bario) que recubre su tracto digestivo, haciendo que el esófago y el estómago sean más visibles en las placas de rayos X.

Estudio ambulatorio del ácido (pH) con sonda. Determina los niveles de ácido en el esófago superior e inferior, y puede ayudar a determinar la frecuencia y duración del reflujo ácido.

El capítulo 4 contiene más información sobre estos estudios y la forma en que se practican.

El tratamiento empieza con autocuidados

Independientemente de la severidad de su enfermedad, el primer paso en el manejo de la ERGE es examinar sus hábitos de estilo de vida. Con síntomas leves, un cambio en los hábitos puede ser todo lo que se necesita para manejar la enfermedad. Con síntomas más severos, los cambios en el estilo de vida pueden hacer que su trastorno sea más fácil de controlar con medicamentos.

Dejar de fumar. Fumar aumenta el reflujo ácido y disminuye la saliva. La saliva ayuda a proteger el esófago del ácido del estómago.

Tomar comidas más pequeñas. Esto reduce la presión sobre el esfínter esofágico inferior, ayudando a evitar que la válvula se abra y el ácido regrese al esófago.

Sentarse después de comer. Esperar por lo menos tres horas antes de acostarse o tomar una siesta. Para entonces, la mayoría del alimento del estómago se habrá vaciado al intestino delgado, por lo que no puede regresar al esófago.

No practicar ejercicio inmediatamente después de un alimento. Esperar dos a tres horas antes de involucrarse en una actividad física vigorosa.

Limitar los alimentos grasos. Los estudios muestran una relación potencialmente fuerte entre el consumo de grasa y la ERGE. Los alimentos grasos relajan el esfínter esofágico inferior, permitiendo que el ácido refluya al esófago. La grasa también retarda el vaciamiento del estómago aumentando el tiempo que el ácido puede rejurgitar.

Evitar alimentos y bebidas problema. Éstos pueden incluir bebidas cafeinadas, chocolate, cebolla, alimentos condimentados y menta. Tienden a aumentar la producción de ácido en el estómago, y pueden también relajar el esfínter esofágico inferior. Además restrinja las frutas cítricas y los alimentos con jitomate. Son ácidos y pueden irritar un esófago inflamado, agravando los síntomas de ERGE en algunas personas.

Si su esfínter esofágico inferior está moderada o severamente debilitado, no importa lo que usted coma o beba. El ácido del estómago rejurgita al esófago independientemente de lo que haya en el estómago.

Limitar o evitar el alcohol. El alcohol relaja el esfínter esofágico inferior y puede irritar el esófago, agravando los síntomas.

Reducir el exceso de peso. Las agruras y rejurgitaciones ácidas tienen mayor probabilidad de ocurrir cuando hay presión agregada sobre el estómago por el exceso de peso.

Elevar la cabecera de la cama 15 a 20 centímetros. Esto proporciona una inclinación gradual de los pies a la cabeza y ayuda a evitar que el ácido refluya al esófago al dormir. Coloque una cuña de hule espuma debajo del colchón para elevarlo. Todavía mejor, ponga algunos bloques de madera bajo las patas de la cabecera de la cama.

Medicamentos y suplementos que pueden agravar la ERGE

Algunos medicamentos y suplementos pueden agravar los síntomas de ERGE disminuyendo la presión del esfínter esofágico inferior o irritando el esófago. Si es posible, trate de evitar los siguientes medicamentos o suplementos. Si usted está tomando alguno, hable con su médico antes de dejar de tomarlos. Suspender súbitamente su uso puede ser peligroso para su salud.

- Anticolinérgicos, medicamentos que relajan el músculo liso
- Bloqueadores de los canales de calcio, medicamentos para la presión arterial alta
- Tabletas de potasio
- Tabletas de vitamina C
- Tetraciclina, un antibiótico en cápsulas
- Antiinflamatorios no esteroides, como aspirina, ibuprofén, naproxén y ketoprofén
- Quinidina, una medicina para arrimtias cardíacas
- Teofilina, una medicina para el asma
- Sedantes y tranquilizantes
- Alendronato, una medicina para la osteoporosis

Evitar ropas apretadas. Aplican presión sobre el estómago.

Tomar tiempo para relajarse. Cuando está bajo presión, la digestión se hace más lenta, agravando los síntomas de ERGE. Aun cuando no comprobadas científicamente, las técnicas de relajación, como la respiración profunda, la meditación o yoga, pueden mejorar la ERGE reduciendo el estrés.

Medicamentos que pueden ayudar

Tal vez usted ha intentado todo: ha disminuido los alimentos grasos, toma comidas más pequeñas, ha bajado de peso e incluso ha dejado de fumar. Y sin embargo los síntomas continúan o han mejorado sólo ligeramente. Cuando los cambios en el estilo de vida no son efectivos, el siguiente paso son las medicinas.

Antiácidos

Estos medicamentos que se pueden obtener sin receta son mejores para las agruras leves u ocasionales. Los antiácidos neutralizan el ácido gástrico y proporcionan rápido alivio temporal. Vienen en diversas formas con agentes neutralizantes: tabletas masticables que contienen carbonato de calcio y otros contienen magnesio o calcio y vienen en forma líquida o en tabletas. Los líquidos generalmente funcionan más rápido que las tabletas, pero algunas personas los encuentran menos convenientes.

Los antiácidos pueden aliviar sus síntomas, pero no curan la causa del reflujo. Los productos son generalmente seguros, pero si se toman constantemente pueden tener efectos secundarios, como diarrea o estreñimiento. Algunos antiácidos pueden interactuar con otros medicamentos, incluyendo medicamentos para enfermedades renales o cardíacas. El uso constante de productos que contienen magnesio puede hacer que se acumule el magnesio, pudiendo agravar o producir enfermedad renal, especialmente si tiene diabetes. Demasiado calcio puede resultar también en cálculos renales. Si toma un antiácido regularmente, menciónelo a su médico.

Bloqueadores del ácido

También conocidos como bloqueadores de histamina (H-2), estos medicamentos populares están disponibles sin receta y como productos de prescripción. En lugar de neutralizar el ácido, disminuyen su secreción. Los bloqueadores del ácido difieren de los antiácidos en que pueden prevenir el reflujo de ácido y las agruras, no sólo aliviarlos. Tienen mayor duración, aliviando las agruras hasta ocho horas, en lugar de cuatro horas o menos de los antiácidos.

Los bloqueadores de ácido incluyen los medicamentos cimetidina, famotidina, nizatidina y ranitidina. Los bloqueadores de ácido que pueden obtenerse sin receta tienen la mitad de la dosis de su contraparte de prescripción. Es mejor tomar los bloqueadores de ácido antes de un alimento que puede producirle agruras. Puede tomarlos también después que se presentan los síntomas, pero tardan unos 30 minutos en actuar.

Los bloqueadores de ácido ayudan a curar la esofagitis y las úlceras reduciendo la exposición del tejido esofágico al ácido. Su médico puede recomendarle que tome un bloqueador de ácido unos meses, o más, si ayuda a controlar los síntomas. Los fármacos tienen infrecuentemente efectos secundarios, incluyendo cambios en las evacuaciones, sequedad de boca, mareo o somnolencia, pero generalmente son seguros. Sin embargo, algunos bloqueadores de ácido no deben tomarse con otras medicamentos por el riesgo de una interacción peligrosa. Si toma un bloqueador de ácido y también otros medicamentos, verifique con su médico o farmacéutico las posibles interacciones medicamentosas.

Inhibidores de la bomba de protones (IBP)

Estos medicamentos de prescripción —lansoprazol, omeprazol y rabeprazol— son los más eficaces para el tratamiento de la ERGE. Un inhibidor de la bomba de protones más nuevo, pantoprazol, puede tomarse por vía oral o administrarse por vía intravenosa en el hospital. Los medicamentos bloquean la producción de ácido y dan tiempo para que el tejido esofágico dañado sane. Los inhibidores de la bomba de protones son convenientes porque se toman una vez al día. Sin embargo, son más costosos que otros medicamentos para la ERGE.

Los inhibidores de la bomba de protones son generalmente seguros y bien tolerados para el tratamiento de la ERGE a largo plazo. En los estudios, el uso de los inhibidores de la bomba de protones ha sido encontrado seguro por lo menos durante 10 años. Las preocupaciones iniciales de que los medicamentos pudieran producir tumores en el estómago no han sido justificadas. Si su ERGE es severa, su médico puede recomendar los medicamentos para uso indefinido para mantener sus síntomas bajo control. Para prevenir posibles efectos secundarios, como dolor estomacal o abdominal, diarrea o cefalea, su médico puede prescribir la dosis más baja efectiva.

Agentes para la motilidad (procinéticos)

En lugar de reducir la producción de ácido, estos medicamentos aumentan el vaciamiento gástrico y la presión del esfínter esofágico inferior. La cisaprida fue el agente para la motilidad más utilizado. Ha sido retirado del mercado en Estados Unidos porque tiene un riesgo mayor de efectos secundarios e interacciones medicamentosas adversas que otras medicinas para la ERGE. La cisaprida puede también agravar o causar problemas del ritmo cardíaco (arritmia cardíaca).

Otro agente para la motilidad, la metoclopramida, funciona en forma similar. Sin embargo, los efectos secundarios neurológicos y otros, como la depresión, han limitado su uso.

Los investigadores están trabajando en nuevos medicamentos para la motilidad más seguros.

Cuándo necesita cirugía

Debido a la eficacia de los medicamentos, la cirugía para la ERGE es poco frecuente. Sin embargo, puede ser una opción si no tolera los medicamentos, si los medicamentos no son eficaces o si no puede comprarlos a largo plazo. Su médico puede también recomendar cirugía si tiene alguna de estas complicaciones:

- Hernia hiatal grande (vea "¿Qué es una hernia hiatal?" en la página siguiente)
- Esofagitis severa, especialmente con sangrado
- Estrechez (estenosis) recurrente del esófago
- Esófago de Barrett, especialmente con cambios precancerosos progresivos o cancerosos
- Problemas pulmonares severos, como bronquitis o neumonía, debidos a reflujo de ácido

Antes de 1991, un procedimiento llamado funduplicatura abierta de Nissen era la cirugía de elección para la ERGE severa. Actualmente, los médicos pueden practicar la misma cirugía con éxito similar por laparoscopía, a través de unas cuantas incisiones abdominales pequeñas, en lugar de una grande. Las ventajas de la cirugía laparoscópica son el tiempo de recuperación más corto y menos molestias.

La funduplicatura de Nissen implica apretar el esfínter esofágico inferior para evitar el reflujo, envolviendo la parte superior del estómago alrededor de la parte externa del esófago inferior. Durante la cirugía laparoscópica, el cirujano hace tres o cuatro incisiones pequeñas

¿Qué es una hernia hiatal?

Una hernia hiatal es una protrusión de la porción superior del estómago en la parte inferior del pecho. En un tiempo se pensó que una hernia hiatal era la causa más frecuente del reflujo gastroesofágico, pero los médicos han tomado un punto de vista diferente. Se cree que sólo las hernias hiatales moderadas o grandes desempeñan un papel en la ERGE, sea contribuyendo al reflujo severo o agravando los síntomas de ERGE.

La cavidad del pecho y del abdomen están separadas por un músculo grande en forma de domo llamado diafragma. Ocurre una hernia hiatal cuando la parte superior del estómago empuja hacia arriba a través de la abertura (hiato) en el diafragma a través de la cual pasa el esófago.

Una hernia hiatal pequeña no es probable que cause problemas. De hecho, la mayoría de hernias hiatales no causan síntomas. Las hernias de tamaño moderado o grande pueden contribuir a las agruras en una de dos formas. Normalmente el diafragma está alineado con el esfínter esofágico inferior, soportando y proporcionando la presión sobre el esfínter para mantenerlo cerrado. Una hernia hiatal desplaza al esfínter, reduciendo la presión sobre la válvula. Una hernia hiatal puede causar agruras también si la porción herniada del estómago se convierte en un reservorio de ácido gástrico, que puede viajar fácilmente hacia el esófago.

Puede ocurrir dolor, distensión, dificultad para deglutir y obstrucción del esófago si la porción del estómago que protruye en la cavidad del pecho se tuerce. En casos raros, una porción grande del estómago puede protruir en el pecho, restringiendo el flujo de sangre al estómago. Esto puede producir dolor severo en el pecho y dificultad para deglutir.

Las hernias hiatales grandes que causan problemas se tratan generalmente con cirugía para regresar el estómago a su posición normal y cerrar la abertura en el diafragma.

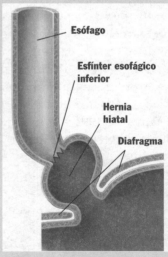

Con una hernia hiatal, la porción superior del estómago protruye arriba del diafragma.

en el abdomen e inserta instrumentos pequeños, incluyendo un tubo flexible con una cámara a través de las incisiones. Para proporcionar más espacio para que el cirujano vea y trabaje, el abdomen se insufla con bióxido de carbono. La cirugía tarda unas dos horas y típicamente requiere estancia de una noche en el hospital.

Más de 90 por ciento de la gente en que se practica funduplicatura de Nissen permanece libre de síntomas de ERGE por lo menos un año. Un 60 por ciento está libre de síntomas durante varios años. Estas tasas de éxito se aplican tanto a los procedimientos laparoscópicos como a los procedimientos abiertos.

Otros procedimientos quirúrgicos incluyen la funduplicatura parcial de Toupet, la reparación de Hill y la operación de Belsey Mark IV. Todas implican reestructurar el esfínter esofágico inferior para mejorar su fuerza y capacidad para evitar el reflujo. Estas cirugías se hacen menos frecuentemente, y su éxito depende a menudo de la habilidad del cirujano.

Las complicaciones de la cirugía generalmente son leves, pero pueden incluir dificultad para deglutir, distensión, diarrea y una sensación de llenura después de comer sólo una cantidad moderada (saciedad temprana).

Nuevos procedimientos menos invasores

En abril del 2000, la Administración de Alimentos y Medicamentos aprobó dos procedimientos para apretar el esfínter esofágico inferior, que pueden algún día convertirse en alternativas populares al uso de medicinas a largo plazo. Los nuevos procedimientos generalmente tardan una hora o menos para practicarse, no requieren incisiones y puede usted regresar a casa el mismo día. Los procedimientos se practican a través de un tubo largo y flexible que se inserta por la boca hasta el esófago.

Sistema de sutura endoscópica de Bard. Este dispositivo, que se adhiere al endoscopio, es como una máquina de coser en miniatura. Aplica puntadas (suturas) en dos lugares diferentes cerca del esfínter debilitado. El material de sutura se anuda, creando barreras para prevenir que el ácido del estómago llegue al esófago. Las barreras se localizan en la unión del esófago con el estómago e inmediatamente por debajo de esta unión.

Sistema de Stretta. Utiliza energía de radiofrecuencia controlada para calentar y derretir (coagular) los tejidos en la porción del esófago que contiene la válvula que no funciona bien, y en la unión del esófago con la porción superior del estómago. El procedimiento parece funcionar creando tejido de cicatrización que ayuda a "apretar" la válvula.

Los estudios no han encontrado ningún efecto secundario severo de los procedimientos. Sin embargo, ambos pueden causar dolor de garganta o dolor leve en el pecho el día de la operación. Se desconoce la eficacia a largo plazo de los procedimientos.

Ninguno de los procedimientos se recomienda si tiene usted una hernia hiatal o esófago de Barrett. Ambos procedimientos se practican en personas con ERGE no complicada que prefieren cirugía mínimamente invasora a las medicinas.

Capítulo 6

Úlceras y dolor de estómago

emasiado estrés, demasiado alimento condimentado, y puede usted estar en camino de desarrollar una úlcera. No hace mucho tiempo la creencia común era que las úlceras eran resultado del estilo de vida. Esto ha cambiado mucho. Los médicos ahora saben que una infección bacteriana o las medicinas, y no el estrés o la alimentación, causan la mayoría de las úlceras. En lugar de tardar meses o años para tratarse, las úlceras pueden a menudo curarse en dos a cuatro semanas.

Signos y síntomas claves

- Punzadas en el estómago o abdomen superior
- Sangre en el vómito
- Sangre en las heces
- Pérdida inexplicable de peso
- Dolor en la parte media de la espalda

Hay una pequeña trampa. Algunos que piensan que tienen úlcera, en realidad no la tienen. En su lugar, pueden tener un trastorno llamado dispepsia no ulcerosa, en el cual los síntomas pueden simular los de una úlcera. A diferencia de las úlceras, que están disminuyendo en número, los casos de dispepsia no ulcerosa parecen estar aumentando.

Una llaga abierta

Úlcera es el término médico para una llaga abierta. Hay varios tipos. Una causada por la presión (llagas de la cama, o úlcera de decúbito) que puede ocurrir en la parte baja de la espalda o glúteos al estar acostado demasiado tiempo en una posición. Otra es una úlcera por estasis venosa que puede desarrollarse en una pierna o en un pie por el retardo en el flujo de sangre. El tipo más frecuente de úlcera, sin embargo —y el tipo que la gente generalmente asocia al término "úlcera"— es una úlcera péptica. Las úlceras pépticas se desarrollan en el revestimiento interno del estómago o del intestino delgado. De 5 a 10 por ciento de los estadounidenses presentan una úlcera péptica en algún momento de su vida.

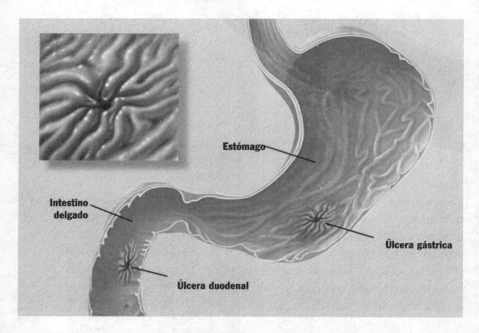

Una úlcera péptica es una llaga en el revestimiento de su estómago o intestino delgado. Una úlcera péptica localizada en el estómago es llamada úlcera gástrica. Las úlceras pépticas en el intestino delgado ocurren con mayor frecuencia en el duodeno, y son llamadas úlceras duodenales.

Hay dos tipos de úlcera péptica. La úlcera péptica que ocurre en el estómago es llamada úlcera gástrica. Si la úlcera se desarrolla en el intestino delgado, es llamada de acuerdo a la sección del intestino en que se desarrolla. La más frecuente es una úlcera duodenal, que se desarrolla en el duodeno, la primera parte del intestino delgado.

Si no se tratan, las úlceras pépticas pueden causar sangrado interno y pueden perforar la pared del estómago o del intestino delgado, con riesgo de infección severa en la cavidad abdominal (peritonitis). Las úlceras pépticas pueden producir también tejido de cicatrización que puede obstruir el paso del alimento a través del tracto digestivo y causar pérdida de peso.

El síntoma más frecuente de una úlcera péptica es un dolor que carcome en el abdomen superior entre el ombligo y el esternón. Este dolor, causado por el ácido del estómago sobre la úlcera, puede durar unos cuantos minutos, o puede persistir horas. El dolor a menudo se agrava cuando el estómago está vacío, y por lo tanto tiende a aumentar en la noche. El alimento contrarresta el ácido. Por eso el comer a menudo alivia temporalmente el dolor. Debido a que comen a menudo, algunas personas aumentan de peso.

Otros signos y síntomas incluyen vómito de sangre, que puede tener un color rojo brillante o negro, y sangre mezclada con las heces que pueden tener color oscuro. Las úlceras pueden causar también dolor en la parte media de la espalda.

Las bacterias son culpables frecuentemente

Un importante descubrimiento para la comprensión y tratamiento de la úlcera péptica ocurrió en 1983 cuando dos investigadores australianos encontraron un microorganismo bacteriano en forma de espiral en biopsias de pacientes que tenían úlcera e inflamación persistente del estómago (gastritis).

La bacteria descubierta por los investigadores, llamada *Helicobacter pylori* (*H. pylori*), vive y se multiplica en la capa mucosa que recubre y protege los tejidos que revisten el estómago y el intestino delgado. A menudo, *H. pylori* no causa problemas, pero algunas veces puede erosionar los tejidos digestivos, produciendo una úlcera. Aproximadamente una de cada seis personas infectadas con *H. pylori* desarrollan una úlcera. Una razón puede ser que estas personas tienen ya daño del revestimiento del estómago o del intestino delgado, haciendo más fácil que las bacterias invadan e infecten los tejidos.

El riesgo de albergar bacterias *H. pylori* aumenta con la edad. La tasa de infección en Estados Unidos se calcula en uno por ciento por año de edad. Esto significa que aproximadamente 20 por ciento de estadounidenses a los 20 años de edad están infectados con *H. pylori*, y 60 por ciento de personas a los 60 años. Aun cuando no es claro cómo se disemina el microorganismo, parece ser que se transmite de persona a persona por contacto estrecho. Se cree que las prácticas deficientes en el manejo de los alimentos y en las medidas sanitarias son vías frecuentes de transmisión. Debido a que los científicos han encontrado *H. pylori* en el agua, sospechan que la infección puede transmitirse también bebiendo agua contaminada. Otros factores de riesgo incluyen:

- Nacer en un país subdesarrollado
- Tener un estándar de vida socioeconómico bajo
- Vivir en una familia grande o en condiciones de hacinamiento
- Tener un infante en la casa
- Estar expuesto al vómito de un individuo infectado

Las buenas noticias son que la tasa de nuevas infecciones por *H. pylori* parecen estar disminuyendo en Estados Unidos. Los adultos que nacieron en las décadas de 1920 a 1940 tenían mucho mayor probabilidad de infectarse que los niños de ahora. Los factores principales que pueden haber influido en la disminución de la infección por *H. pylori* son la mejoría en el estado socioeconómico y en las medidas sanitarias y el uso generalizado de antibióticos en los niños. El tratamiento de trastornos como infecciones del oído y otras enfermedades frecuentes de la infancia con antibióticos puede haber realizado una "doble tarea" previniendo o tratando el *H. pylori* tempranamente en la vida.

Más allá del "microbio"

H. pylori es la causa más frecuente, pero no la única, de úlcera péptica. *H. pylori* actualmente es responsable del 50 por ciento o más de todas las úlceras pépticas en Estados Unidos. En ciertas poblaciones, como las de áreas urbanas con condiciones de sobrepoblación y un estándar socioeconómico bajo, la tasa de infección por *H. pylori* es mayor que en otras partes del país.

Además del *H. pylori* otras causas de úlcera péptica incluyen:

Uso regular de medicamentos para el dolor

Los antiinflamatorios no esteroides (AINE) pueden irritar o inflamar el revestimiento del estómago y del intestino delgado. Los medicamentos están disponibles con y sin prescripción. Los AINE que no requieren receta incluyen aspirina, ibuprofén, naproxén y ketoprofén. Para ayudar a evitar las molestias digestivas, tome los AINE con alimentos.

Aproximadamente 20 por ciento de las personas que toman regularmente AINE desarrolla úlceras. Los medicamentos inhiben la producción de una enzima (ciclooxigenasa) que produce prostaglandinas. Estas sustancias semejantes a hormonas ayudan a proteger al estómago de las lesiones químicas y físicas. Sin esta protección el ácido del estómago puede erosionar el revestimiento, causando sangrado y úlceras.

No es seguro, pero es posible, que el uso regular de AINE pueda aumentar también el riesgo de úlceras en personas infectadas con *H. pylori*.

Fumar

La nicotina del tabaco aumenta el volumen y concentración de ácido del estómago, aumentando el riesgo de úlcera. Fumar puede también hacer más lenta la curación durante el tratamiento de la úlcera.

Alcohol en exceso

El alcohol puede irritar y erosionar el revestimiento del estómago e intestino, causando inflamación y sangrado. Sin embargo, no es seguro si esto sólo puede progresar a una úlcera o si otros factores contribuyentes deben estar presentes, como la bacteria *H. pylori* o la nicotina.

Cómo diagnosticar una úlcera

Una úlcera generalmente se descubre en una de dos formas. Su médico puede empezar con una serie gastroduodenal con rayos X para delinear el estómago y el duodeno. Antes de los rayos X usted toma un líquido blanco metálico (bario) que recubre su tracto digestivo y hace más visible la úlcera. Una serie gastroduodenal puede detectar algunas úlceras, pero no todas.

La endoscopía puede seguir a la serie gastroduodenal si los rayos X sugieren una posible úlcera, o el médico puede practicar una endoscopía en lugar de rayos X. Con este procedimiento más sensible se inserta un tubo estrecho con una pequeña cámara a través de la boca hasta el estómago y duodeno. Con este instrumento el médico puede ver el tracto digestivo superior e identificar una úlcera. Si se encuentra una úlcera el médico puede remover pequeñas muestras de tejido (biopsias) cerca de la úlcera. Estas muestras son examinadas con el microscopio para descartar cáncer del estómago. Una biopsia puede identificar también la presencia de *H. pylori* en el revestimiento del estómago. Debido a que el cáncer del duodeno es raro, la biopsia de una úlcera duodenal pocas veces es necesaria.

Para información más detallada sobre la endoscopía y serie gastroduodenal con rayos X, vea el capítulo 4.

Además de una biopsia, otros tres estudios pueden determinar si la causa de la úlcera es infección por *H. pylori*:

Pruebas de sangre. Determinan la presencia de anticuerpos contra *H. pylori*. Una desventaja de esta prueba es que no puede diferenciar entre exposición pasada e infección actual. Después que la bacteria *H. pylori* ha sido erradicada, puede usted todavía tener un resultado positivo.

Prueba del aliento. Esta prueba utiliza carbono radiactivo para detectar el *H. pylori*. Primero sopla usted en una pequeña bolsa de plástico, que es luego sellada. Entonces toma un vaso pequeño de un líquido claro, sin sabor. El líquido contiene carbono radiactivo como parte de una sustancia (urea) que es degradada por el *H. pylori*. Treinta minutos después sopla usted en una segunda bolsa que es sellada también. Si está infectado con *H. pylori*, la segunda muestra de aliento contiene el carbono radiactivo en forma de bióxido de carbono. Se necesita aproximadamente un día para tener los resultados de la prueba.

Si está usted tomando una medicina llamada inhibidor de la bomba de protones, es importante que la suspenda por lo menos tres días antes de la prueba de aliento, porque la medicina puede interferir con los resultados.

La prueba del aliento es sensible a la presencia de *H. pylori* casi 90 por ciento de las veces. Es similar a la prueba de sangre. La ventaja de la prueba del aliento es que puede controlar la eficacia del tratamiento para erradicar al *H. pylori*, detectando casi inmediatamente cuando la bacteria ha sido erradicada. Con la prueba de sangre, los anticuerpos contra *H. pylori* pueden estar presentes todavía un año o más después de que ha desaparecido la infección.

Prueba del antígeno en las heces. Esta prueba más nueva determina el *H. pylori* en muestras de heces. Es útil para ayudar a diagnosticar infección por *H. pylori*. También puede ser útil para controlar el éxito del tratamiento.

Una combinación de medicinas

Una úlcera no es algo que debe usted tratar sin la ayuda del médico. Los antiácidos y los bloqueadores de ácido que pueden obtenerse sin receta pueden aliviar al dolor, pero el alivio dura poco tiempo.

Con la ayuda del médico, usted puede encontrar rápido alivio del dolor de la úlcera así como curación de la enfermedad para toda la vida. Debido a que la mayoría de las úlceras se origina en la bacteria *H. pylori*, los médicos usan un doble enfoque:

- Eliminar las bacterias

- Reducir el nivel de ácido en el sistema digestivo para aliviar el dolor y favorecer la curación

Para tener éxito en estos dos pasos se requieren por lo menos dos, y algunas veces tres o cuatro de las siguientes medicinas:

Antibióticos

Varias combinaciones de antibióticos eliminan al *H. pylori*. La mayoría de las medicinas son igualmente eficaces, eliminando a las bacterias casi 90 por ciento de las veces. Sin embargo, para que el tratamiento funcione, es esencial que siga usted exactamente las instrucciones de su médico.

Los antibióticos más frecuentemente prescritos para el tratamiento del *H. pylori* incluyen amoxicilina, claritromicina, metronidazol o tetraciclina. Algunas compañías farmacéuticas empacan una combinación de dos antibióticos, con un supresor de ácido o agente citoprotector específicamente para el tratamiento de la infección por *H. pylori*.

Usted necesita tomar antibióticos únicamente una a dos semanas, dependiendo del tipo y número de antibióticos que su médico prescribe. Otras medicinas prescritas en combinación con antibióticos generalmente se toman un período más prolongado.

Bloqueadores del ácido

Los bloqueadores del ácido, también llamados bloqueadores de histamina (H-2), reducen la cantidad de ácido clorhídrico que se libera en el tracto digestivo para aliviar el dolor de la úlcera y favorecer la curación. Normalmente, este ácido no daña al estómago ni al duodeno. Pero si se desarrolla un defecto en la capa mucosa que recubre el tracto digestivo, el ácido clorhídrico puede escurrirse en el defecto y producir una úlcera. Otros factores que favorecen la úlcera, incluyendo el uso de nicotina, AINE y alcohol, aumentan el riesgo de que el defecto se convierta en una úlcera.

Los bloqueadores del ácido funcionan haciendo que la histamina no llegue a sus receptores. La histamina es una sustancia normalmente presente en su organismo. Cuando reacciona con los receptores de histamina, los receptores envían una señal a las células que secretan ácido en el estómago para liberar ácido clorhídrico.

Disponibles con prescripción o sin prescripción, los bloqueadores del ácido incluyen los medicamentos ranitidina, famotidina, nizatidina y cimetidina. Para el tratamiento de las úlceras, los bloqueadores del ácido de prescripción son más efectivos porque son más potentes que los productos que se obtienen sin receta.

Antiácidos

Su médico puede incluir un antiácido en el régimen de medicinas. Se puede tomar un antiácido además de un bloqueador de ácido o en lugar de uno. En vez de reducir la secreción de ácido, los antiácidos neutralizan el ácido existente en el estómago y pueden proporcionar rápido alivio del dolor.

Úlceras que no curan

Aproximadamente 90 por ciento de las úlceras pépticas cura en uno a tres meses. Las que no curan son llamadas úlceras refractarias. Existen muchas razones por las que la úlcera no cura. No tomar los medicamentos de acuerdo a las instrucciones es una razón. Otra es que algunos tipos de *H. pylori* son resistentes a los antibióticos. Otros factores que pueden interferir con el proceso de curación incluyen el uso regular de tabaco, alcohol o AINE. Algunas veces el problema es accidental: la gente no es consciente de que un medicamento que toman contiene un AINE.

En casos raros, las úlceras refractarias pueden ser resultado de la sobreproducción extrema de ácido en el estómago, una infección diferente al *H pylori* y otras enfermedades digestivas, incluyendo la enfermedad de Crohn o cáncer.

El tratamiento de las úlceras refractarias generalmente implica eliminar los factores que pueden interferir con la curación, así como dosis más altas de medicamentos para la úlcera. Algunas veces pueden incluirse medicamentos adicionales. La cirugía para ayudar a curar la úlcera es necesaria únicamente cuando la úlcera no responde al tratamiento agresivo con medicamentos.

Inhibidores de la bomba de protones

Una forma más eficaz para reducir el ácido del estómago es cerrar las "bombas" en las células que secretan el ácido. Los inhibidores de la bomba de protones reducen el ácido bloqueando la acción de estas bombas diminutas. Incluyen los medicamentos de prescripción omeprazol, lansoprazol y rabeprazol. Otro medicamento, el pantoprazol, puede administrarse por vía oral o intravenosa en el hospital. Los inhibidores de la bomba de protones parecen inhibir también al *H. pylori*. Sin embargo, los medicamentos cuestan casi el doble de los bloqueadores de ácido. Los efectos secundarios son poco frecuentes e incluyen dolor de estómago, diarrea y dolor de cabeza.

Agentes citoprotectores

Estos medicamentos están diseñados para ayudar a proteger los tejidos que revisten el estómago y el intestino delgado. Incluyen los medicamentos de prescripción sucralfato y misoprostol. Los medicamentos tienen algunos efectos secundarios. El sucralfato puede causar estreñimiento. El misoprostol puede causar diarrea y sangrado uterino. El misoprostol no debe ser tomado por mujeres embarazadas porque puede causar abortos.

Otro agente citoprotector es el subsalicilato de bismuto. Además de proteger el revestimiento del estómago e intestino, las preparaciones de bismuto parecen inhibir la actividad del *H. pylori*.

Qué puede hacer

Antes del descubrimiento del *H. pylori*, a la gente con úlceras a menudo se le prescribía una dieta restringida y se le pedía disminuir la cantidad de estrés de su vida. Ahora que el alimento y el estrés se han eliminado como causa de úlceras, estos factores ya no se aplican. Sin embargo, mientras una úlcera está curando, es aconsejable que vigile lo que come y que controle el estrés. Los alimentos ácidos o condimentados pueden aumentar el dolor de la úlcera. Lo mismo es cierto para el estrés. El estrés hace más lenta la digestión, permitiendo que el alimento y el ácido digestivo permanezcan en el estómago y el intestino un período más prolongado.

Su médico puede sugerir también estos pasos:

- No fumar

- Evitar el alcohol

- Para aliviar el dolor, tomar acetaminofén en lugar de AINE

Si el acetaminofén no es eficaz hable con su médico respecto a nuevos tipos de calmantes del dolor de prescripción, llamados inhibidores de COX-2. Estos medicamentos están diseñados para aliviar el dolor articular y muscular sin causar problemas en el estómago y en el intestino.

Dispepsia no ulcerosa

Algunas veces la gente visita a su médico por lo que piensa que es una úlcera, pero no lo es. Aunque pueden tener dolor en la parte superior del abdomen, los estudios no muestran una úlcera ni otro problema digestivo; todos los resultados de los estudios son normales. Muchas de estas personas tienen dispepsia no ulcerosa, de las raíces griegas *dis* (difícil) y *peptein* (digerir).

La dispepsia no ulcerosa ocurre sin razón aparente. Su síntoma más frecuente es el dolor o una sensación molesta en el abdomen superior. Igual que en la úlcera, el dolor a menudo se alivia con alimento o antiácidos. Otros síntomas pueden incluir gas, distensión, náusea o sensación de llenura después de comer sólo una moderada cantidad.

Muchas teorías, pocas pruebas

La causa de la dispepsia no ulcerosa es en gran parte desconocida. Es posible que el dolor se origine en la "irritación" del revestimiento del estómago. Los investigadores tienen otras teorías también.

Presencia de *H. pylori*. Sus síntomas pueden representar un caso temprano de infección por *H. pylori*, aun cuando usted no tenga una úlcera.

Reacción a medicinas y suplementos. Se sabe que los medicamentos para el dolor como la aspirina y otros AINE causan úlceras y gastritis. Es posible que estos medicamentos puedan irritar su sistema digestivo sin producir daño en el estómago o intestino. Lo mismo puede ser cierto para otros medicamentos y suplementos, incluyendo antibióticos, esteroides, minerales y hierbas.

Sobreproducción de ácido en el estómago. Las células que secretan ácido en el estómago pueden producir cantidades mayores de lo normal de ácido digestivo. Este exceso puede irritar los tejidos digestivos.

Trastornos del estómago. Por razones desconocidas, su estómago puede no funcionar o vaciarse normalmente. Esto algunas veces sucede después de ciertas infecciones virales.

Sensibilidad al ácido. Los tejidos del estómago y el duodeno pueden ser demasiado sensibles a los niveles normales de ácido, irritándose con facilidad.

Sensibilidad a los alimentos. Su estómago o intestino puede ser demasiado sensible a ciertos alimentos o ingredientes de los alimentos. A menudo, pero no siempre, éstos incluyen ciertas especias, frutas cítricas o vegetales que contienen niveles moderados o altos de ácido. Algunas personas encuentran también que el café parece agravar los síntomas.

Reacción exagerada a los estímulos normales. Las señales nerviosas entre su estómago y cerebro pueden estar equivocadas, causando una respuesta exagerada a los cambios normales que se llevan a cabo durante la digestión, como la distensión del estómago cuando está lleno de alimento.

Estrés. El dolor puede ser la forma como responde su organismo al estrés.

Trastornos psicológicos. La depresión, ansiedad o algún otro factor que afecta su salud emocional pueden desempeñar un papel.

Los cambios en el estilo de vida son a menudo el primer paso

Los síntomas de dispepsia no ulcerosa generalmente son leves, y a menudo el trastorno es tratado examinando y cambiando los hábitos de la vida diaria. Esto puede incluir evitar alimentos que parecen agravar los síntomas, controlar el estrés y cambiar o limitar las medicinas o suplementos diarios. Algunas personas encuentran que comiendo menos pero más frecuentemente alimentos bajos en grasa mejora también sus síntomas.

Si estas prácticas no ayudan, su médico puede recomendar tratamiento con medicamentos. Muchos de los fármacos que se usan para tratar una úlcera se recomiendan para la dispepsia no ulcerosa, incluso algunas veces los antibióticos. Algunas personas con dispepsia no ulcerosa tienen resultados positivos para el *H. pylori*. No tienen úlcera, pero tienen las bacterias que algunas veces causan úlceras. Sin embargo, erradicar las bacterias puede no mejorar los síntomas.

Otros tratamientos que pueden ser útiles incluyen:

Calmantes del dolor. Los medicamentos que bloquean el dolor o su percepción, incluyendo una dosis baja de antidepresivos, pueden ayudar a desensibilizar los nervios digestivos. Los antidepresivos a menudo funcionan bien para el síndrome del colon irritable, que algunos investigadores creen que se asocia a la dispepsia no ulcerosa. Sin embargo, se requiere más estudio para determinar el valor del tratamiento antidepresivo.

Medicamentos antiespasmódicos. Incluyen las medicinas de prescripción diciclomina y hiosciamina. A menudo son eficaces para detener los espasmos musculares en su tracto digestivo, pero su uso en el tratamiento de la dispepsia no ulcerosa no ha mostrado resultados muy alentadores.

Terapia de conducta. Si su médico cree que su trastorno puede estar relacionado con el estrés o con un trastorno psicológico, puede recomendarle que vea un psiquiatra, un psicólogo o una enfermera especializada en asesoramiento. Estos profesionales de la atención de la salud pueden ayudarlo a desarrollar formas para controlar el estrés o manejar otros asuntos de su vida que pueden estar contribuyendo a sus síntomas.

Capítulo 7

Síndrome del colon irritable

S e encuentra fuera con amigos y acaba de terminar un alimento delicioso, cuando empiezan los gruñidos familiares de su estómago. Se excusa y se va a casa, en donde pasa la hora siguiente sufriendo cólicos y diarrea. Otras veces puede luchar contra el molesto estreñimiento. De cualquier manera, su vida en casa y en su trabajo sufren.

El síndrome del colon irritable (SCI) es un problema frecuente que afecta 10 a 15 de cada 100 adultos en Estados Unidos, más frecuentemente a las mujeres. El trastorno es una de las causas principales de ausencia del trabajo y de la escuela.

El SCI es llamado a menudo "colon espástico" porque el espasmo de las paredes intestinales es en gran parte lo que causa los síntomas. Las paredes del intestino están recubiertas con capas de músculo que se contraen y relajan, ayudando a desplazar el alimento del estómago, a través del intestino, hasta el recto. Normalmente los músculos se contraen y relajan en forma coordinada. En el SCI funcionan anormalmente. Se contraen más tiempo y con más fuerza de lo normal, causando dolor. El residuo alimenticio es forzado a través del intestino más rápidamente, produciendo gas, distensión y diarrea. Algunas veces ocurre lo opuesto. El paso de los residuos se hace más lento, produciendo heces duras y secas. El espasmo del intestino hace también que produzca más moco con las heces.

Signos y síntomas claves

- Dolor o molestias abdominales
- Distensión o gas
- Diarrea
- Estreñimiento
- Moco en las evacuaciones

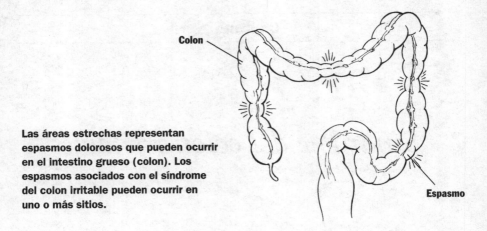

Colon

Espasmo

Las áreas estrechas representan espasmos dolorosos que pueden ocurrir en el intestino grueso (colon). Los espasmos asociados con el síndrome del colon irritable pueden ocurrir en uno o más sitios.

Aun cuando el SCI no pone en peligro la vida, puede interferir con la calidad de vida. Si usted tiene una forma leve, el trastorno puede ser sólo un inconveniente menor. En el otro extremo de la escala, el dolor y los síntomas acompañantes pueden ser insoportables. La mayoría de la gente tiene síntomas leves. Algunas personas tienen síntomas moderados que son intermitentes pero pueden ser incapacitantes. Una pequeña fracción de la gente con SCI tiene síntomas severos.

Un trastorno funcional

El SCI es a menudo referido como un trastorno funcional, que significa que su intestino se ve normal, pero funciona en forma anormal. Nadie sabe con certeza qué es lo que causa el SCI. Algunos investigadores creen que el trastorno está relacionado con los nervios del intestino que controlan las sensaciones. Estos nervios pueden ser más sensibles de lo normal, haciendo que usted reaccione demasiado a ciertos alimentos, actividad física o a la presencia de aire o gas en el intestino. Algo que puede no molestar a la mayoría de la gente, como un poco de gas, puede causarle dolor o distensión.

Los investigadores creen también que el estrés y otros factores psicológicos contribuyen al SCI. Mucha gente encuentra que sus síntomas son más severos o frecuentes durante eventos estresantes, como un cambio en su rutina diaria, problemas familiares o asistencia a reuniones sociales. Durante años los médicos atribuyeron el SCI al estrés únicamente. Pero los estudios sugieren tanto una base funcional (fisiológica) como emocional (psicológica).

Debido a que las mujeres tienen dos o tres veces más probabilidad que los hombres de tener SCI, los investigadores creen que los cambios hormonales pueden desempeñar un papel. El SCI puede resultar también de otra enfermedad. Algunas personas presentan SCI por primera vez después de un episodio de diarrea. Sin embargo, el SCI no está relacionado con las enfermedades inflamatorias intestinales como la enfermedad de Crohn o la colitis ulcerosa. El SCI no causa cáncer o propensión al cáncer.

Cómo descartar otros trastornos

No hay una prueba que pueda decir si usted tiene SCI. Típicamente, el trastorno se diagnostica cuando otros trastornos que pueden producir síntomas similares se han descartado. Las pruebas para excluir otros trastornos pueden incluir pruebas de sangre, heces y orina, rayos X, colonoscopía y estudios de tránsito (vea capítulo 4).

Su médico puede inquirir también sobre su salud psicológica. ¿Siente estrés? ¿Cómo maneja el estrés? ¿Se siente deprimido o ansioso a menudo?

Antes de diagnosticar el SCI, ciertos signos y síntomas deben estar presentes. Los más importantes son dolor abdominal y diarrea o estreñimiento que han continuado por lo menos durante tres meses. Los criterios adicionales para el diagnóstico del SCI incluyen por lo menos dos de los siguientes síntomas, por lo menos 25 por ciento del tiempo:

- Tener evacuaciones con mayor o menor frecuencia que lo habitual
- Alternar heces duras y blandas
- Pujar para evacuar las heces
- Pasar moco en las heces
- Sensación de distensión abdominal

Cómo mejorar los síntomas con dieta y ejercicio

Debido a que no hay curación para el SCI, el enfoque del tratamiento es en el manejo de los síntomas para poder participar en las actividades normales y disfrutar de la vida. El tratamiento es a menudo doble:

- Identificar los factores que precipitan los síntomas
- Desarrollar estrategias para minimizar los síntomas

Una dieta saludable y el ejercicio regular son buenos puntos para empezar. Pueden mantener su sistema digestivo funcionando sin dificultad, reduciendo los síntomas del SCI. Sin embargo, tenga en cuenta que su cuerpo puede no responder inmediatamente a los cambios en los hábitos de la vida diaria. En cambio, busque signos de mejoría gradual. Su meta es encontrar soluciones a largo plazo, no temporales.

Consuma alimentos de bajo contenido graso

La grasa estimula las contracciones del intestino grueso (colon), agravando los síntomas del SCI. No necesita evitar la grasa, pero si la grasa parece agravar el dolor y la diarrea, limite la cantidad que consume. La mejor forma de reducir la grasa en la alimentación es comer más alimentos basados en plantas. Los alimentos de plantas —frutas, vegetales y los alimentos de granos enteros— contienen vitaminas, minerales, compuestos que previenen el cáncer (fitoquímicos) y fibra.

Experimente con la fibra

Para las personas que tienen SCI, la fibra en la alimentación puede ser buena o mala. Los alimentos ricos en fibra ablandan y aceleran el paso de las heces, reduciendo el estreñimiento. Pero en algunas personas, la fibra agrava la diarrea, el gas y el dolor. Puede ser que algunas personas con SCI sean más sensibles a los gases producidos en el colon por la fermentación de la fibra.

¿Es SCI, o es lactosa o sorbitol?

Si los cólicos y la distensión abdominal ocurren principalmente después de consumir productos lácteos o chicle o dulces libres de azúcar, su problema puede no ser el síndrome del colon irritable, sino otro trastorno.

La gente con intolerancia a la lactosa tiene dificultad para digerir el azúcar (lactosa) de los productos lácteos, porque su organismo no produce suficiente enzima lactasa. La lactasa degrada la lactosa para que pueda absorberse en el intestino delgado. Cuando la lactosa no se absorbe puede causar cólicos y diarrea.

El edulcorante artificial sorbitol que se encuentra en algunos chicles y dulces puede producir también síntomas similares a los del SCI. Si los cólicos y el dolor abdominal ocurren típicamente al masticar chicle libre de azúcar o al comer dulces libres de azúcar, su problema podría simplemente ser intolerancia al sorbitol.

El mejor enfoque es aumentar gradualmente la cantidad de fibra en la alimentación durante varias semanas. Si continúa presentando dolor y diarrea, hable con una dietista para diseñar una dieta con pocas grasas que incluya también cantidades reducidas de fibra alimenticia.

Para mayor información sobre los tipos y cantidades de alimentos que debe comer regularmente para una buena salud, incluyendo alimentos ricos en fibra, vea el capítulo 2.

Tome bastantes líquidos

Los líquidos pueden ayudar a aliviar el estreñimiento y reemplazar los líquidos corporales que absorbe la fibra. Tome diariamente por lo menos ocho vasos de líquidos. El agua es lo mejor. Las bebidas que contienen cafeína y alcohol hacen que orine más. También pueden agravar la diarrea estimulando o irritando el intestino. Evite las bebidas carbonatadas porque pueden producir gas.

Evite los alimentos problema

Si usted encuentra que ciertos alimentos agravan sus síntomas, no los coma. Mucha gente con SCI nota mejoría de los síntomas simplemente excluyendo ciertos alimentos o bebidas de su alimentación. Los culpables frecuentes son los alimentos grasos, frijoles y otros alimentos que producen gas, el alcohol y la cafeína.

Coma a intervalos regulares

No omita comidas, y trate de comer aproximadamente a la misma hora del día. Los alimentos así programados ayudan a regular la función intestinal y disminuyen los síntomas de estreñimiento y diarrea. Esto se debe a que la digestión estimula los músculos del colon para contraerse y desplazar las heces hacia adelante.

Algunas personas encuentran que consumir comidas pequeñas y frecuentes es mejor que tres comidas abundantes al día. Para otras, especialmente las que tienen estreñimiento, lo opuesto es cierto. Para estimular las contracciones musculares y el paso de las heces, necesitan comer comidas medianas o abundantes.

Incluya ejercicio en su vida diaria

El ejercicio ayuda a disminuir la sensación de estrés. También estimula las contracciones rítmicas de su intestino, ayudándolo a funcionar normalmente. El ejercicio puede aliviar el estreñimiento y los síntomas de diarrea. También puede mejorar la depresión y hacerlo sentir mejor de sí mismo.

Trate de hacer ejercicio moderado durante 30 minutos la mayoría de los días de la semana. Si ha estado inactivo, empiece lentamente y aumente en forma gradual el tiempo de ejercicio. Para información sobre cuáles tipos de ejercicio son mejores, vea el capítulo 2.

Otras sugerencias útiles

Estos consejos pueden ayudarlo también a aliviar algunos de sus síntomas:

- Tome un baño caliente o acuéstese con una botella caliente o un cojín eléctrico en el abdomen para disminuir el dolor abdominal. Tenga cuidado de no quemar la piel.

- Use ropa confortable, suelta, que no haga presión sobre su abdomen.

- Vaya al baño en cuanto sienta la urgencia, pero no se apresure. Deje un tiempo adecuado para una evacuación sin pujar.

Aprenda a manejar el estrés

Cualquiera puede presentar molestias digestivas por preocupaciones, ansiedad o por otras emociones estresantes. Pero en la gente con SCI, los síntomas relacionados con el estrés como el dolor abdominal y la diarrea tienden a ocurrir más frecuente y severamente. Puede desarrollarse un círculo vicioso: sus síntomas pueden aumentar su nivel de estrés, que a su vez agrava sus síntomas, que aumentan más el estrés, y así sucesivamente.

Otro paso importante para controlar el SCI es aprender a relajarse. Hay muchos métodos de relajación. Algunas personas se relajan escuchando o tocando música, o rodeándose de aromas calmantes (aromaterapia). Otros se benefician con masaje, yoga o meditación. Los estudios muestran que la hipnosis reduce también el dolor abdominal y la distensión. Un profesional entrenado le puede enseñar a entrar en un estado relajado (hipnótico) y lo guía a través de una sesión de sugestión durante la cual usted imagina que los músculos de su intestino están relajados y tranquilos.

Para ayudarse a empezar, aquí están dos técnicas simples de relajación que puede usar cuando sienta estrés:

Respiración profunda. La mayoría de adultos respira con el pecho. Cada vez que usted inspira (inhala) su pecho se expande. Cada vez que usted deja salir el aire (exhala), se contrae. Para relajarse, respire profundamente con el diafragma, el músculo que separa el pecho del abdomen. Puede utilizar la respiración profunda como el único medio de relajación o como un método para empezar y terminar otras técnicas (Vea "Respiración profunda").

Relajación muscular progresiva. Esta técnica implica relajar series de músculos, uno a la vez. Primero aumente el nivel de tensión en un grupo de músculos, como en una pierna o en un brazo, contrayendo los músculos y relajándolos. Concéntrese en dejar lentamente salir la tensión de cada músculo. Luego pase al siguiente grupo muscular.

Respiración profunda

Aquí se presenta un ejercicio que lo ayuda a practicar la respiración profunda y relajada. Ensáyelo durante el día hasta que se vuelva natural y pueda aplicarlo automáticamente cuando sienta estrés.

1. Siéntese cómodamente con los pies apoyados en el piso.

2. Afloje las ropas apretadas alrededor del abdomen y cintura.

3. Coloque sus manos a los lados o en su regazo.

4. Cierre sus ojos si esto ayuda a relajarse.

5. Inhale lentamente a través de su nariz mientras cuenta hasta cuatro. Deje que su abdomen se expanda al inhalar.

6. Haga una pausa durante un segundo y luego exhale a velocidad normal a través de su boca.

7. Repita hasta sentirse más relajado.

Uso de medicamentos que se pueden obtener sin receta

Los medicamentos que se pueden obtener sin receta pueden aliviar sus molestias mientras está haciendo cambios para modificar su estilo de vida. Dependiendo de sus síntomas, puede beneficiarse con un producto que no necesita receta.

Antidiarreicos

La loperamida hace más lenta la velocidad a la que el alimento deja el intestino, y aumenta la absorción de agua y sodio para ayudar a solidificar las heces. Otros antidiarreicos, como el bismuto, pueden aliviar también la diarrea y la urgencia de una evacuación. Usted necesita tener cuidado, sin embargo, de no usar antidiarreicos muy a menudo o demasiado tiempo. El exceso en el uso puede provocar o agravar el estreñimiento.

Usted puede experimentar también con té de menta (té que contiene aceite de menta). Existen algunas evidencias de que ayuda a aliviar la diarrea o el gas acompañado de distensión. Sin embargo, la menta puede agravar las agruras.

Suplementos de fibra y laxantes

Para aliviar el estreñimiento, empiece con un suplemento de fibra natural. Deben ayudar en uno a tres días. Cuando se toman regularmente de acuerdo a las instrucciones, los suplementos de fibra son generalmente seguros y efectivos. Sin embargo, debido a que son tan absorbentes tómelos con bastante agua, de otro modo pueden causar estreñimiento, el efecto opuesto de lo que usted quiere. Si estos medicamentos no ayudan, pregunte a su médico respecto a un laxante. Hay varios tipos:

Ablandadores de las heces. Éstos son los productos más suaves. Se pueden obtener sin receta bajo varios nombres comerciales.

No tome aceite mineral para mantener blandas sus heces y aliviar el estreñimiento. Puede bloquear la absorción de vitaminas importantes.

Laxantes salinos. Éstos son relativamente seguros para usar a largo plazo y se pueden obtener sin receta. Funcionan aumentando el contenido de agua en las heces.

Laxantes estimulantes. Son los laxantes más potentes, y deben tomarse sólo cuando otras medidas fallan para inducir una evacuación, después de discutir su uso con su médico.

El uso regular de laxantes puede agravar el estreñimiento. Puede usted también volverse dependiente de los laxantes para evacuar si los toma más del tiempo recomendado por el fabricante.

El uso de laxantes estimulantes a largo plazo puede conducir a estreñimiento crónico severo. Hable con su médico respecto al mejor uso de estas medicinas que se pueden obtener sin receta.

Tratamiento médico para síntomas más severos

Si sus síntomas son moderados a severos, puede necesitar más ayuda de la que pueden ofrecer los cambios del estilo de vida o los medicamentos que se pueden obtener sin receta.

Medicamentos de prescripción

Dependiendo de sus síntomas, su médico puede recomendar uno de los siguientes medicamentos:

Alosetrón. Es el primer medicamento aprobado por la Administración de Alimentos y Medicamentos (*Food and Drug Administration, FDA*) específicamente para el tratamiento del SCI en las mujeres.

El alosetrón es un antagonista de los receptores nerviosos que relaja el colon y hace más lento el desplazamiento de los residuos alimenticios a través de éste. Es especialmente útil si tiene diarrea o diarrea que alterna con estreñimiento, y no estreñimiento únicamente. El medicamento ayuda también a aliviar el dolor abdominal y el cólico. El alosetrón es seguro y bien tolerado para uso a corto plazo. El estreñimiento es su único efecto secundario. Se desconocen los posibles efectos secundarios a largo plazo.

Relajantes del músculo liso. Los medicamentos anticolinérgicos (antiespasmódicos) como el sulfato de hiosciamina y la diciclomina pueden ayudar a relajar los músculos intestinales y aliviar los espasmos musculares. Sin embargo, los datos que apoyan su uso en

Medicamentos en desarrollo

Los investigadores siguen buscando mejores formas de manejar el SCI. Estos medicamentos están en las fases finales de las pruebas clínicas y podrían recibir la aprobación de la FDA en los siguientes cinco años:

Antagonistas 5HT-4. Estos medicamentos estimulan el desplazamiento de los residuos alimenticios a través del colon. Se están desarrollando para tratar el estreñimiento y el dolor.

Agonistas opioides kappa (fedotozina). Este opioide es un narcótico sintético que semeja un opiáceo pero no contiene opio. Está diseñado para reducir el dolor intestinal.

Agentes alfa-2-adrenérgicos. Modulan las funciones motoras y sensoriales del intestino, particularmente la sensación de dolor que usted percibe cuando se distiende el colon.

el SCI son limitados, y en la actualidad ninguno de estos medicamentos está aprobado por la FDA para el tratamiento del SCI. Los medicamentos tienen también en común efectos secundarios molestos, incluyendo retención urinaria, aceleración de la frecuencia cardíaca, visión borrosa y sequedad de boca. Es mejor usar antiespasmódicos con poca frecuencia, como durante la reactivación de los síntomas.

Antidepresivos. Estos medicamentos son útiles si sus síntomas son lo suficientemente severos para alterar su funcionamiento diario y causar depresión o ataques de pánico. Además de tratar la depresión, los medicamentos ayudan a aliviar el dolor abdominal y la diarrea o el estreñimiento. Su médico puede recomendar un antidepresivo tricíclico o un inhibidor selectivo de la recaptación de serotonina (ISRS).

Los agentes tricíclicos amitriptilina, imipramina y doxepina son los más frecuentemente prescritos para la depresión y el dolor acompañado de diarrea. Los antidepresivos tricíclicos pueden causar somnolencia, sequedad de boca y estreñimiento.

Los ISRS fluoxetina y paroxetina se recomiendan a menudo para la depresión y el dolor acompañado de estreñimiento. En algunas personas, los ISRS pueden causar náusea, cólicos y diarrea.

Los antidepresivos deben tomarse regularmente para ser eficaces. Debido a esto, estos medicamentos generalmente se prescriben únicamente si usted tiene síntomas crónicos o recurrentes.

Asesoramiento

Es una parte particularmente importante del tratamiento si su trastorno está relacionado con el estrés o la ansiedad. Un profesional de la atención de la salud que se especialice en medicina conductual, como un psiquiatra o un psicólogo, puede ayudarlo a reducir el estrés y la ansiedad de la conducta estudiando su respuesta a los eventos de la vida, y luego modificando esa respuesta. Usted aprende a identificar las situaciones estresantes que causan sus reacciones intestinales, y a desarrollar estrategias para manejarlas. Para la mayoría de la gente, el asesoramiento combinado con medicinas funciona mejor que las medicinas solas.

Capítulo 8

Enfermedad de Crohn y colitis ulcerosa

Signos y síntomas claves

- Diarrea
- Dolor y cólico abdominal
- Sangre en las heces
- Fatiga
- Disminución del apetito
- Pérdida de peso
- Fiebre

Son dos enfermedades misteriosas que pueden ser dolorosas y debilitantes. Su rasgo principal es la diarrea crónica. Algunas personas presentan sólo un par de episodios de diarrea al día, otros más de media docena. Entre la gente con enfermedad severa, la vida diaria gira alrededor de una continua necesidad de apresurarse al baño, con el constante temor de un accidente.

La enfermedad de Crohn y la colitis ulcerosa son las dos formas más frecuentes de enfermedad inflamatoria intestinal, un término que abarca todos los trastornos inflamatorios que dañan el tracto digestivo. No hay curación para la enfermedad de Crohn, llamada así por Burrill Crohn, M.D., quien, junto con sus colegas, describió la enfermedad en 1932. La única curación para la colitis ulcerosa es la extirpación quirúrgica del colon y recto.

Pero hay buenas noticias. Aunque estas enfermedades no pueden a menudo curarse, pueden tratarse. Hay varios tratamientos que pueden reducir drásticamente sus síntomas, y posiblemente incluso lograr la remisión a largo plazo.

Similares, pero diferentes

La enfermedad de Crohn y la colitis ulcerosa pueden comportarse tan similarmente que algunas veces una se confunde con la otra. Los dos trastornos comparten muchos de los mismos síntomas (vea "Signos y síntomas claves"). Ambas inflaman el revestimiento interno del tracto digestivo. Ambas pueden seguir un curso incierto, con períodos de actividad seguidos por períodos de remisión. Y ambas requieren un régimen complejo de tratamiento con medicinas. De hecho, las medicinas utilizadas para tratar las enfermedades son a menudo idénticas.

A pesar de estas similitudes, hay diferencias claves entre las dos. La enfermedad de Crohn puede afectar cualquier sitio del tracto digestivo, desde la boca hasta el ano. La inflamación puede ocurrir simultáneamente en diferentes sitios, y generalmente se disemina profundamente en todas las capas del tejido en las áreas afectadas.

La colitis ulcerosa, por otro lado, se limita típicamente al colon y recto. La inflamación empieza a menudo en el recto y se extiende hacia el colon. La enfermedad difiere también de la enfermedad de Crohn en que sólo la capa más interna (mucosa) se afecta. La inflamación no involucra típicamente los tejidos profundos.

Aun cuando la enfermedad de Crohn y la colitis ulcerosa pueden ocurrir en personas de cualquier edad, a menudo afectan gente joven entre 15 y 35 años de edad. Los hombres y las mujeres son igualmente susceptibles. Los blancos tienen el riesgo más elevado de enfermedad inflamatoria intestinal, pero ocurre en muchos grupos étnicos. En particular, los judíos de ascendencia europea tienen cinco veces más probabilidad de tener enfermedad inflamatoria intestinal que otros blancos.

La enfermedad de Crohn y la colitis ulcerosa afectan alrededor de un millón de estadounidenses, aproximadamente la mitad cada una. Algunos calculan el doble. La amplia variación se debe en parte a que las enfermedades pueden ser difíciles de diagnosticar y mucha gente no se da cuenta de que está afectada.

En busca de una causa

Aun cuando los investigadores no han revelado el misterio que rodea a las enfermedades, existe un consenso general sobre qué no las causa. A diferencia de lo que se creía en el pasado, los investigadores ya no creen que el éstres es la causa, aunque puede agravar los síntomas. No creen que las enfermedades se deban a infección de una persona a otra. En cuanto a los factores precipitantes, sólo hay teorías:

Sistema inmune. Una teoría es que las enfermedades están relacionadas con un virus o una bacteria. La inflamación es resultado del sistema inmune que trata de combatir los invasores. De hecho, las medicinas que suprimen el sistema inmune están comprobando ser notablemente eficaces para controlar los síntomas en muchas personas. También es posible que la inflamación pueda originarse en el virus o la bacteria en sí.

Herencia. De 15 a 20 por ciento de la gente con enfermedad de Crohn o colitis ulcerosa tiene un familiar inmediato con una enfermedad inflamatoria intestinal: uno de los padres, un hermano, una hermana o un hijo. Múltiples factores genéticos pueden hacer que una persona sea susceptible a la enfermedad inflamatoria intestinal. Los detalles de estos factores son tema de intensa investigación.

Ambiente. Ambas enfermedades son más prevalentes en las naciones desarrolladas y en las ciudades. Esto ha llevado a algunos expertos a especular que los factores ambientales, como la dieta, pueden desempeñar un papel. La gente que vive en centros urbanos tiende a comer alimentos más grasos que la gente de áreas rurales. Otra teoría es que la gente que vive en naciones con ambientes más limpios pueden ser "víctimas" de la buena higiene y las medidas de salud pública. Como resultado, son vulnerables a infecciones posteriores en la vida que hacen que su sistema inmune reaccione en exceso.

Síntomas molestos

Cada enfermedad produce diversos síntomas. Estos síntomas pueden desarrollarse gradualmente o aparecer súbitamente.

Enfermedad de Crohn
Uno o más de los siguientes signos o síntomas pueden ocurrir y ser leves o severos:

Diarrea. El intestino delgado y el intestino grueso responden a la inflamación como lo harían con una infección. Las células intestinales pueden secretar sal y agua adicional. Este proceso supera la capacidad reducida de la porción inferior del intestino delgado y del colon para absorber líquido. El intestino puede contraerse también más frecuentemente de lo normal. El resultado es diarrea.

Cólicos y vómito. La inflamación persistente puede hacer que las paredes intestinales se hinchen y aumenten de espesor por la formación de tejido de cicatrización. El paso intestinal puede estrecharse, bloqueando el tránsito de los residuos alimenticios. El resultado puede ser cólicos y vómito.

Sangrado. Al pasar los residuos alimenticios a través del sistema digestivo y tocar el tejido inflamado, el tejido puede sangrar. El tejido inflamado puede sangrar también sin la presencia de residuos alimenticios. La sangre es expulsada en las heces. Puede ser de color rojo brillante y aparecer en la taza del baño o de color oscuro y estar mezclada con la evacuación.

Pérdida de peso y fatiga. Si la inflamación está en el intestino delgado, en donde se absorben los nutrientes de los alimentos, puede no absorber suficientes nutrientes para mantener su peso y nivel de energía. Por lo tanto pierde peso y se cansa fácilmente. La pérdida excesiva de sangre también puede producir fatiga.

La mala absorción de nutrientes puede ser la razón por la que los niños con enfermedad de Crohn pueden tener detención del crecimiento. Los jóvenes entre 10 y 19 años de edad constituyen el 30 por ciento de las personas con enfermedad inflamatoria intestinal. En 2 por ciento de los casos afectan a niños menores de 10 años.

Úlceras. La inflamación crónica puede producir una llaga abierta (úlcera) en cualquier sitio del tubo digestivo, incluso en la boca, esófago o ano. Algunas personas tienen úlceras diseminadas en el tracto digestivo. Típicamente, las úlceras relacionadas con la enfermedad de Crohn se desarrollan en la parte inferior del intestino delgado (íleon terminal), colon, recto o una combinación de éstos.

Fístulas. Las úlceras profundas pueden atravesar completamente la pared intestinal y crear una fístula, una conexión tubular anormal entre los órganos internos, o entre un órgano y la superficie de la piel. A menudo las fístulas comunican un asa del intestino delgado con otra. Cuando se desarrolla una fístula entre el intestino delgado y el colon, las partículas de alimento pueden pasar a través de la abertura y llegar al colon antes que los nutrientes de las partículas se hayan absorbido en el intestino delgado.

Algunas veces las fístulas pueden desarrollarse en bolsas de infección (abscesos), que pueden poner en peligro la vida si no se tratan. El tratamiento puede implicar medicinas o cirugía, dependiendo de la severidad y localización de la fístula.

Otras complicaciones. La enfermedad de Crohn puede causar síntomas adicionales y enfermedades, incluyendo:

- Inflamación, edema, rigidez y dolor en las articulaciones
- Erupción cutánea o aftas
- Colgajos cutáneos anales que simulan hemorroides
- Inflamación de los ojos
- Cálculos renales
- Cálculos vesiculares

No se sabe qué causa estos problemas. Algunos investigadores creen que están relacionados con una respuesta inmune que produce inflamación en partes del cuerpo alejadas del tracto digestivo. Cuando se trata la enfermedad, algunos síntomas desaparecen.

¿Es su enfermedad leve, moderada o severa?

Enfemedad de Crohn leve:

- Cuatro o menos evacuaciones diarreicas al día
- Dolor abdominal mínimo o ausente
- Peso saludable
- Pocas complicaciones adicionales, o ninguna
- Temperatura, pulso y biometría hemática normales

Enfermedad de Crohn moderada:

- Cuatro a seis evacuaciones diarreicas al día
- Dolor abdominal moderado
- Complicaciones adicionales

Enfermedad de Crohn severa:

- Más de seis evacuaciones diarreicas al día
- Dolor abdominal severo
- Bajo peso
- Complicaciones adicionales
- Fiebre, pulso rápido o cuenta de glóbulos rojos disminuida

Colitis ulcerosa

Como la enfermedad de Crohn, la colitis ulcerosa puede causar diarrea, sangrado, cólico, dolor abdominal y complicaciones similares. Sin embargo, la colitis ulcerosa se asocia con mayor frecuencia a enfermedad del hígado en lugar de cálculos renales, cálculos vesiculares o colgajos cutáneos anales. En la colitis ulcerosa las evacuaciones están frecuentemente mezcladas con sangre además de moco del revestimiento del colon o pus de las ulceraciones.

El megacolon tóxico es una complicación grave de la colitis ulcerosa que ocurre en 2 a 6 por ciento de los casos. El colon inflamado se inmoviliza y no es capaz de expulsar heces y gas, haciendo que se distienda (megacolon). Los síntomas del megacolon tóxico incluyen dolor abdominal y edema, fiebre y debilidad. Puede usted también estar confuso o desorientado. Si no se trata, el colon puede perforarse, haciendo que las bacterias del colon entren a la cavidad abdominal. Un colon perforado requiere cirugía de urgencia.

¿Es su enfermedad leve, moderada o severa?

Colitis ulcerosa leve:

- Cuatro o menos evacuaciones diarreicas al día
- Sangre ocasional en las heces
- Temperatura, pulso y biometría hemática normales
- Pocas complicaciones adicionales, o ninguna

Colitis ulcerosa moderada:

- Cuatro a seis evacuaciones diarreicas al día
- Sangre en las evacuaciones regularmente

- Complicaciones adicionales

Colitis ulcerosa severa:

- Más de seis evacuaciones diarreicas al día
- Sangre en las evacuaciones frecuentemente
- Abdomen doloroso a la palpación
- Complicaciones adicionales
- Fiebre, pulso rápido o cuenta de glóbulos rojos disminuida

Diagnóstico de la enfermedad inflamatoria intestinal

No existe una prueba sencilla para diagnosticar la enfermedad de Crohn o la colitis ulcerosa. Como muchos otros trastornos digestivos, la enfermedad se diagnostica con mayor frecuencia después que todas las causas probables se descartan.

Las pruebas que pueden ayudar a confirmar la enfermedad de Crohn o la colitis ulcerosa incluyen:

Análisis de sangre. La sedimentación globular acelerada o un nivel anormal de proteína C reactiva pueden indicar inflamación. Dos nuevas pruebas —anticuerpos anticitoplasma de neutrófilos perinucleares (pANCA) y anticuerpos *Antisaccharomyces cerevisiae* (ASCA)— pueden ocasionalmente ayudar a diagnosticar enfermedad inflamatoria intestinal, pero estas pruebas son sólo 80 a 90 por ciento precisas.

Rayos X. Las imágenes del intestino delgado y grueso pueden detectar ulceración, edema o complicaciones, como estenosis o fístulas.

Colonoscopía. Éste es el estudio más definitivo para diagnosticar enfermedad de Crohn o colitis ulcerosa. El médico inserta un tubo delgado y flexible con una pequeña cámara en el colon. Si usted tiene tejido inflamado, las paredes intestinales sangran fácilmente al tocarse suavemente con la sonda. Un área continua de inflamación sugiere colitis ulcerosa. El tejido que tiene áreas normales entre áreas de inflamación sugiere enfermedad de Crohn.

Durante el estudio es posible que su médico tome muestras del tejido para ser examinadas al microscopio (biopsia). Los granulomas en las muestras confirman la enfermedad de Crohn, pero con frecuencia no están presentes. Los granulomas son colecciones pequeñas de células inflamatorias que típicamente rodean y tratan de destruir las bacterias y otros cuerpos extraños. Los granulomas no ocurren en la colitis ulcerosa.

Los medicamentos que ayudan

Los medicamentos no pueden curar la enfermedad inflamatoria intestinal, pero pueden reducir los síntomas en la mayoría de los pacientes. El objetivo principal del tratamiento con medicamentos es reducir la inflamación del intestino, puesto que eso es lo que precipita la mayoría de los síntomas. Los médicos usan varias clases de medicamentos que controlan la inflamación en forma diferente. Algunos medicamentos funcionan bien en algunas personas, pero en otras no. Por lo tanto, puede requerirse tiempo para encontrar cuál medicamento o combinación de medicamentos funciona mejor para usted.

Medicamentos antiinflamatorios

Éstos son el primer paso en el tratamiento médico de la enfermedad inflamatoria intestinal:

Sulfasalazina. Ha sido prescrita en la enfermedad de Crohn y en la colitis ulcerosa leve a moderada desde la década de 1940. La sulfasalazina es eficaz a menudo para disminuir los síntomas de ambas enfermedades, y puede ayudar a prevenir una recaída de la colitis ulcerosa. Sin embargo, el medicamento tiene efectos secundarios, como falta de apetito, náusea, vómito, erupciones cutáneas y dolor de cabeza.

Mesalamina y olsalazina. Más recientemente, los médicos han recurrido a estos medicamentos. La mesalamina y la olsalazina funcionan en forma similar a la sulfasalazina, pero tienen menos efectos secundarios. Como la sulfasalazina, la mesalamina y la olsalazina pueden tomarse en tabletas, o administrarse por vía rectal en forma de enemas o supositorios medicados.

Los enemas de mesalamina pueden aliviar los síntomas en más de 80% de los pacientes con colitis ulcerosa del colon inferior (sigmoide) y recto. Se administra usted mismo el enema en la noche, mientras está acostado en el lado izquierdo para que la medicina bañe las paredes del colon sigmoide y del recto. El tratamiento continúa todas las noches durante cuatro a ocho semanas, o hasta que haya curado el revestimiento intestinal. La desventaja de este tratamiento es que puede ser difícil retener la medicina si el colon está muy activo (contrayéndose).

Corticoesteroides. Los esteroides reducen eficazmente la inflamación independientemente del sitio en que se localiza la enfermedad, pero pueden causar numerosos efectos secundarios, incluyendo cara hinchada, acné, excesivo vello facial, sudoración nocturna, insomnio, irritabilidad e hiperactividad. Los efectos secundarios más severos incluyen presión arterial alta, diabetes, osteoporosis, cataratas, glaucoma y aumento del riesgo de infección. En los niños, el uso prolongado de esteroides puede causar detención del crecimiento.

Los corticoesteroides se prescriben principalmente para enfermedad inflamatoria intestinal moderada a severa que no responde a otro tratamiento. Algunos de los esteroides más frecuentemente utilizados son prednisona, metilprednisolona e hidrocortisona. Los esteroides más nuevos y de acción más lenta, como budesonide, están probando ser más seguros y más eficaces para la enfermedad de Crohn leve a moderada del intestino delgado.

Los corticoesteroides pueden tomarse por vía oral o usarse rectalmente como supositorios, enema o espuma. La forma más frecuente de tomar los corticosteroides es en tabletas. Las preparaciones rectales generalmente se recomiendan para la colitis ulcerosa leve a moderada en el colon sigmoide o recto. Los esteroides intravenosos pueden administrarse si el trastorno es lo suficientemente severo para requerir hospitalización.

Inmunosupresores

Estos medicamentos también reducen la inflamación, pero en una forma diferente. Tienen como blanco el sistema inmune, que puede estar causando o contribuyendo a la inflamación. Una teoría respecto a la causa de la enfermedad inflamatoria intestinal es una reacción exagerada del sistema inmune a un virus o bacteria desconocidos. Para destruir o eliminar la sustancia extraña, el sistema inmune libera sustancias químicas fuertes. Con el tiempo las sustancias químicas pueden dañar los tejidos digestivos, causando inflamación.

Los medicamentos inmunosupresores alivian la enfermedad inflamatoria intestinal inhibiendo la capacidad del sistema inmune para liberar sustancias químicas que combaten a los invasores:

Azatioprina y 6-mercaptopurina. Éstos son los inmunosupresores más utilizados para el tratamiento de la enfermedad inflamatoria intestinal. Pueden requerirse hasta tres meses antes que empiecen a funcionar. Sigue siendo poco clara la forma en que funcionan, pero los estudios han encontrado que la azatioprina y la 6-mercaptopurina (6-MP) son eficaces para reducir los síntomas de la enfermedad inflamatoria intestinal y para curar las fístulas en la enfermedad de Crohn.

Infliximab. La Administración de Alimentos y Medicamentos (*Food and DrugsAdministration, FDA*) aprobó recientemente este medicamento inmunosupresor específicamente para personas con enfermedad de Crohn moderada a severa. El infliximab está elaborado mediante bioingeniería, para neutralizar una proteína natural llamada factor de necrosis tumoral que causa inflamación.

En estudios clínicos, más de 60 por ciento de la gente tratada con una dosis intravenosa de infliximab experimentó mejoría de los síntomas después de cuatro semanas. El agente también redujo el número de fístulas. Sin embargo, sus beneficios parecen disminuir con el tiempo. Debido a que es bastante nueva, su seguridad a largo plazo es incierta también.

Metotrexato. Utilizado desde hace mucho tiempo para tratar psoriasis y artritis reumatoide, además de cáncer, este medicamento se recomienda algunas veces en pacientes con enfermedad de Crohn y colitis ulcerosa que no toleran o que no responden bien a otros medicamentos. Los efectos secundarios a corto plazo pueden incluir náusea. El uso a largo plazo puede producir cicatrices en el hígado.

Ciclosporina. Este potente medicamento se utiliza con mayor frecuencia en pacientes que no responden a otros medicamentos. El medicamento es benéfico para pacientes con enfermedad de Crohn que tienen fístulas. Puede mejorar también los síntomas en pacientes con colitis ulcerosa severa.

Una desventaja de la ciclosporina es que puede producir efectos secundarios significativos, especialmente si se toma por períodos prolongados. Incluyen crecimiento excesivo del vello, adormecimiento de las manos y pies, convulsiones, presión arterial alta y daño hepático y renal.

El tratamiento inmunosupresor requiere control médico continuo para evitar toxicidad. Se practican pruebas de sangre y se ajusta la dosis dependiendo de los resultados de las pruebas.

Antibióticos

Los antibióticos generalmente no son eficaces para la colitis ulcerosa, pero pueden curar las fístulas y abscesos, y obtener la remisión de los síntomas en algunas personas con enfermedad de Crohn.

Metronidazol. Éste es uno de los antibióticos más frecuentemente utilizados en la enfermedad de Crohn. Debido a que puede causar efectos secundarios severos, los médicos regulan cuidadosamente la dosis y el tiempo que puede usted tomar la medicina.

Los efectos secundarios del metronidazol incluyen adormecimiento y hormigueo leves en las manos y pies, y algunas veces dolor y debilidad muscular. Aproximadamente una de cada tres personas que toman el antibiótico presenta estos efectos. La regresión de los síntomas es lenta, y pueden no desaparecer. Otros efectos secundarios menos severos incluyen náusea, cefalea, infección por levaduras y falta de apetito. Además, tiene un sabor metálico. Los dulces o masticar chicle pueden ayudar a disimular el sabor.

Ciprofloxacina. Una alternativa para el metronidazol, la ciprofloxacina se está convirtiendo en la elección preferida. Mejora los síntomas en 50 a 60 por ciento en ciertos pacientes con enfermedad de Crohn. Los efectos secundarios incluyen hipersensibilidad a la luz y, en los niños, posible detención del crecimiento.

Otros. La tetraciclina o la combinación de trimetoprim y sulfametoxazol se pueden tomar para la enfermedad de Crohn. Los efectos secundarios pueden incluir adormecimiento y hormigueo en las manos y pies. Si se suspende demasiado pronto la medicina puede presentarse una recaída, por lo que generalmente se requiere tratamiento a largo plazo.

Parches de nicotina

En estudios clínicos los parches de nicotina para la piel (el mismo tipo que usan los fumadores) parecen proporcionar alivio a corto plazo de los brotes de colitis ulcerosa. Este descubrimiento se hizo después que algunas personas con colitis ulcerosa reportaron que notaron por primera vez síntomas de la enfermedad después de dejar de fumar.

Los estudios muestran que la nicotina elimina los síntomas en casi 4 de cada 10 pacientes con colitis ulcerosa que usan parches de nicotina durante cuatro semanas. Pero parecen eficaces sólo a corto plazo. Después de un tiempo, los síntomas regresan en la mayoría.

No es claro cómo funciona la nicotina. Los investigadores sospechan que puede proteger al colon aumentando y haciendo más espeso el moco que cubre el revestimiento en donde ocurre típicamente la inflamación. La nicotina puede reducir también la inflamación en sí.

Otros medicamentos

Además de controlar la inflamación, los medicamentos pueden ayudar a aliviar los síntomas. Dependiendo de los síntomas y su severidad, su médico puede recomendar que tome uno o más de los siguientes medicamentos:

Antidiarreicos. Para la diarrea leve a moderada, una cucharadita de un suplemento de fibra mezclada con agua dos veces al día puede reducir los episodios de diarrea. La fibra aumenta el volumen de las heces al absorber agua. Para la diarrea más severa, la loperamida o los narcóticos de prescripción pueden relajar y hacer más lento el movimiento de los músculos intestinales. Sin embargo, los narcóticos deben utilizarse con precaución porque pueden producir efectos secundarios, incluyendo el riesgo de megacolon tóxico.

Laxantes. El estrechamiento del paso intestinal debido al edema puede ocasionalmente llevar a estreñimiento. Los laxantes pueden ayudar a prevenir el estreñimiento, pero pregunte a su médico antes de tomar algún laxante. Incluso las marcas populares que se pueden obtener sin receta pueden ser demasiado fuertes para su sistema digestivo.

Calmantes del dolor. Para el dolor leve, su médico puede recomendar acetaminofén. Evite los antiinflamatorios no esteroides (AINE). Éstos incluyen aspirina, ibuprofén, naproxén y ketoprofén. Más que ayudar a reducir los síntomas de la enfermedad inflamatoria intestinal, pueden agravarlos. Un estudio encontró que los pacientes con colitis ulcerosa que tomaron AINE duplicaron el riesgo de tratamiento de urgencia por un problema digestivo.

Para el dolor moderado a severo, una medicina de prescripción puede ser más eficaz.

Suplementos de hierro. La pérdida de sangre por hemorragia intestinal puede causar anemia por deficiencia de hierro. Los suplementos de hierro restablecen los niveles adecuados de hierro y curan este tipo de anemia. La hormona eritropoyetina está siendo probada en casos severos de anemia que no responden al hierro. La eritropoyetina funciona en la médula ósea para aumentar la producción de glóbulos rojos.

Inyecciones de vitamina B-12. La vitamina B-12 se absorbe en el íleon terminal, una porción del intestino delgado frecuentemente afectada por la enfermedad de Crohn. Si la enfermedad de Crohn impide la absorción de esta vitamina esencial, puede necesitar inyecciones de B-12 una vez al mes el resto de su vida. Los pacientes en que se extirpa el íleon terminal durante la cirugía requieren también inyecciones de B-12 toda su vida.

Cómo vivir con la enfermedad

Es posible tener largos períodos de remisión tanto en la enfermedad de Crohn como en la colitis ulcerosa. Pero a menudo los síntomas regresan. Además de las medicinas, estas sugerencias pueden ayudar a controlar sus síntomas y prolongar el tiempo entre las reactivaciones:

Maneje su dieta
No existe evidencia firme para sugerir que el alimento pueda causar o contribuir a su enfermedad. Sin embargo, ciertos alimentos y bebidas pueden agravar sus síntomas, especialmente durante una reactivación de su enfermedad.

También es importante comprender que lo que se aplica a alguien puede no aplicarse a usted. Algunas personas con enfermedad de Crohn o colitis ulcerosa necesitan restringir su dieta todo el tiempo, otros solamente una parte del tiempo, y otros nunca.

Si usted piensa que su dieta está agravando la enfermedad, experimente con diferentes alimentos y bebidas para ver si eliminando algunos o agregando otros mejoran sus síntomas. Aquí se mencionan ciertas sugerencias a intentar.

Limite los productos lácteos. Algunos pacientes con enfermedad de Crohn y colitis ulcerosa tienen menos diarrea, dolor y gas si limitan el consumo de productos lácteos. Estos pacientes pueden tener también intolerancia a la lactosa. No pueden digerir el azúcar de la leche (lactosa) de los productos lactosa porque no tienen suficiente enzima lactasa. La lactasa degrada la lactosa en azúcares simples que su organismo puede absorber. Si observa que los productos lácteos parecen agravar sus síntomas, hable con una dietista para diseñar una dieta saludable con bajo contenido de lactosa. Para mayor información sobre la intolerancia a la lactosa, vea la página 34.

Limite la fibra. Los alimentos ricos en fibra, como las frutas, vegetales y granos, son la base de una dieta saludable. Pero para algunas personas con enfermedad inflamatoria intestinal, la fibra puede tener un efecto laxante, agravando la diarrea. La fibra puede aumentar también el gas. Experimente con alimentos ricos en fibra para ver si tolera algunos más que otros. Si la fibra sigue siendo un problema, puede tener que limitar la frutas, vegetales y granos en su dieta. Una dietista puede ayudarlo a reemplazar los nutrientes que proporcionan estos alimentos.

Disminuya la grasa. Los pacientes con enfermedad de Crohn severa del intestino delgado algunas veces necesitan disminuir la grasa de la dieta porque el intestino delgado no puede absorber grasa, la cual pasa a través del intestino causando o agravando la diarrea.

No es problema disminuir la grasa en la dieta, a menos que no pueda mantener un peso saludable. Si necesita aumentar de peso, hable con su médico o una dietista respecto a la forma de aumentar las calorías en la dieta sin aumentar la grasa.

Pregunte respecto a las multivitaminas. Debido a que la enfermedad inflamatoria intestinal puede interferir con la absorción normal de nutrientes, su médico o dietista puede sugerir también que tome multivitaminas que proporcionan 100 por ciento de las Recomendaciones Alimenticias Diarias (RDA, por sus siglas en inglés) de vitaminas esenciales y minerales. Las vitaminas, minerales o suplementos de hierbas deben tomarse únicamente con supervisión de su médico. Pueden interferir con las medicinas o la capacidad del organismo para absorber nutrientes.

Tome abundantes líquidos. Las bebidas contrarrestan las pérdidas de líquidos por la diarrea. Tome por lo menos ocho vasos de líquidos diariamente, de preferencia agua. Evite las bebidas que contienen cafeína o alcohol, que favorecen la orina y la pérdida de líquidos.

Disminuya el estrés

El estrés no causa la enfermedad inflamatoria intestinal, pero puede agravar sus síntomas y precipitar reactivaciones. Muchos pacientes con enfermedad de Crohn o colitis ulcerosa reportan aumento de problemas digestivos cuando se encuentran bajo estrés emocional moderado a severo, como cuando tienen problemas en el trabajo o en casa, o después de la muerte de un ser querido.

Durante el estrés, su proceso digestivo normal cambia. Su estómago se vacía más lentamente y las células que secretan ácido liberan más jugos. El estrés puede también acelerar o hacer más lento el paso de los residuos alimenticios a través del intestino, aunque todavía se desconoce mucho respecto a la forma en que el estrés afecta el intestino delgado y grueso.

No puede usted evitar algunas formas de estrés, pero puede aprender a manejar el estrés ordinario diario con ejercicio, reposo adecuado y técnicas de relajación, como la respiración profunda, la música relajante o la meditación.

Busque información y apoyo

Más allá de los síntomas físicos de la enfermedad de Crohn y de la colitis ulcerosa se encuentran las cicatrices emocionales que estas enfermedades causan. La diarrea crónica puede causar accidentes penosos. Algunos pacientes se sienten tan humillados que empiezan a aislarse y raras veces salen de casa. Cuando salen, su ansiedad a menudo hace que sus síntomas se agraven. Si no se tratan, estos factores —aislamiento, humillación y ansiedad— pueden afectar severamente su vida y conducir a depresión.

Mucha gente con enfermedad inflamatoria intestinal encuentra apoyo emocional simplemente aprendiendo más de su enfermedad y hablando con su médico o enfermera. Programe un tiempo en que pueda usted discutir sus temores y frustraciones y formular preguntas respecto a su trastorno. Puede considerar también unirse a un grupo de apoyo. Organizaciones tales como la Fundación de América de Crohn y Colitis (*Crohn's and Colitis Foundation of America, CCFA*) se encuentran en todo Estados Unidos. Su médico, enfermera o dietista pueden ayudarlo a localizar la organización más cercana o puede usted contactarla directamente para obtener mayor información (vea página 184).

Algunos encuentran útil consultar con un psicólogo o un psiquiatra sus ansiedades. Trate de encontrar un profesional que esté familiarizado con la enfermedad inflamatoria intestinal y que comprenda algunas de las dificultades emocionales que causa.

La cirugía es algunas veces la mejor elección

Aproximadamente en 25 a 40 por ciento de los pacientes con enfermedad de Crohn o colitis ulcerosa, el tratamiento con medicinas o cambios en el estilo de vida no es eficaz, o proporciona sólo mejoría limitada. El siguiente paso es a menudo la cirugía.

En la enfermedad de Crohn, la extirpación de una porción del intestino delgado o grueso puede proporcionar años de remisión o mejoría de sus síntomas. Durante el procedimiento, las porciones sanas del intestino se reconectan una vez que se ha extirpado la porción dañada. El cirujano puede cerrar fístulas y remover tejido de cicatrización que está bloqueando o estrechando el paso intestinal. Pero la cirugía no es a menudo una curación. La enfermedad puede regresar, apareciendo en cualquier parte de su tracto digestivo.

La colitis ulcerosa es diferente. La cirugía puede a menudo curar la enfermedad. Desafortunadamente el procedimiento implica extirpar todo el colon y recto. Aproximadamente 25 a 40 por ciento de los pacientes con colitis ulcerosa requieren finalmente cirugía debido a sangrado continuo, enfermedad severa o riesgo de cáncer.

Crohn, colitis y cáncer del colon

Tanto la colitis ulcerosa como la enfermedad de Crohn pueden aumentar su riesgo de cáncer del colon. En la colitis ulcerosa el riesgo de cáncer del colon depende del tiempo que ha tenido la enfermedad y de la extensión afectada del colon. Usted tiene riesgo aumentado de cáncer del colon si ha tenido colitis ulcerosa durante 8 a 10 años y si la enfermedad se ha extendido a todo el colon. Mientras más pequeña es el área del colon afectada, menor es el riesgo de cáncer.

En la enfermedad de Crohn del colon, también son factores claves la duración de la enfermedad y la extensión del daño. Mientras más tiempo ha tenido la enfermedad de Crohn y mayor área del colon afecta, mayor es el riesgo de cáncer del colon. El cáncer del colon, sin embargo, tiende a ser menos frecuente en la gente con enfermedad de Crohn porque, a diferencia de la colitis ulcerosa, la enfermedad de Crohn a menudo no afecta todo el colon. Además, la gente con enfermedad de Crohn tiene mayor probabilidad de cirugía para extirpar la porción dañada del colon.

Si usted ha tenido enfermedad inflamatoria intestinal durante ocho años o más, se debe hacer un estudio para cáncer del colon cada uno a dos años. El estudio más efectivo es la colonoscopía.

Dos variaciones

La cirugía para extirpar el colon y el recto es llamada proctocolectomía. En la cirugía tradicional se hace una abertura (estoma) del tamaño de una moneda de dos pesos en el área inferior derecha del abdomen, cerca de la línea del cinturón. Después de extirpar el colon y el recto, la última porción del intestino delgado (íleon) se conecta con el estoma. Usted usa una bolsa pequeña (bolsa de ileostomía) sobre el estoma para recoger los desechos, y la vacía según sea necesario.

Un procedimiento alternativo elimina la necesidad de llevar una bolsa. Llamada anastomosis ileoanal, esta cirugía aprovecha el hecho de que la inflamación asociada a la colitis ulcerosa generalmente no involucra tejidos profundos. El cirujano extirpa el colon y el revestimiento más interno del recto. Luego construye una bolsa pequeña en forma de J en el extremo del intestino delgado (íleon) que se conecta directamente al ano y es soportada por las capas remanentes de tejido rectal. Los desechos alimenticios se almacenan en la bolsa y se expulsan normalmente, aunque las evacuaciones son más frecuentes y acuosas. Puede usted tener cinco a siete evacuaciones sueltas al día.

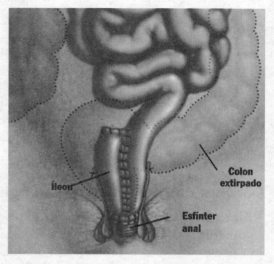

Íleon

Colon extirpado

Esfínter anal

En la anastomosis ileoanal, el cirujano extirpa el colon y el revestimiento más interno del recto, crea una bolsa en forma de J en la última sección del intestino delgado (íleon), y reanastomosa la bolsa cerca del esfínter anal. Dejando el esfínter anal y los músculos rectales se preserva un paso casi normal de las heces fecales.

Capítulo 9

Enfermedad celíaca

Puede haber empezado con una infección viral, durante el embarazo o mientras se encontraba usted bajo un intenso estrés. Siguió presentando diarrea intermitente y distensión abdominal, y bajó de peso. Pero los síntomas continuaron después de que la infección desapareció, el embarazo llegó a término o su situación estresante se resolvió. Lo que pudo haber sucedido es que su trastorno inicial precipitó un segundo trastorno, llamado enfermedad celíaca, un trastorno intestinal con implicaciones para toda la vida.

> ## Signos y síntomas claves
>
> - Diarrea
> - Gas y distensión abdominal
> - Fatiga
> - Pérdida de peso
> - Detención del crecimiento (en los niños)

La enfermedad celíaca daña el intestino delgado e interfiere con su capacidad para absorber ciertos nutrientes del alimento. La gente con enfermedad celíaca no tolera el gluten, una proteína que se encuentra en el trigo, cebada, centeno y, posiblemente, avena.

Cuando se ingiere, el gluten causa una reacción en el sistema inmune de su intestino delgado. El revestimiento del intestino delgado empieza a inflamarse e hincharse. La inflamación hace que unas pequeñas proyecciones en forma de vellos (*villi*) en el intestino delgado disminuyan de tamaño e incluso desaparezcan. Los *villi* absorben vitaminas, minerales y otros nutrientes del alimento. Sin ellos, su cuerpo no recibe los nutrientes necesarios para la salud y el crecimiento. Con el tiempo, la deficiente absorción (mala absorción) de nutrientes puede privar a su cerebro, sistema nervioso, huesos, hígado y otros órganos, de alimento, y causar deficiencias de vitaminas que pueden llevar a otras enfermedades.

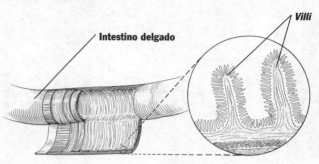

El interior del intestino delgado está revestido con proyecciones diminutas en forma de cabellos llamadas *villi*. Estas proyecciones aumentan la superficie del intestino delgado haciendo más fácil que las células del intestino absorban los nutrientes de los alimentos.

Intestino delgado

Villi

Un trastorno hereditario

También conocida como esprue celíaco, esprue no tropical y enteropatía sensible al gluten, la enfermedad celíaca ocurre en personas que tienen una vulnerabilidad que las hace incapaces de tolerar el gluten. Si usted tiene la enfermedad, 10 por ciento de sus familiares inmediatos —hermanos, hermanas, padres, hijos— probablemente la tiene también.

Se cree que la enfermedad celíaca afecta a una de cada 500 personas en Estados Unidos, más según otros cálculos. Puede ocurrir a cualquier edad, y tiende a ser más frecuente en personas con ascendencia europea y con otros trastornos autoinmunes, como lupus eritematoso, diabetes tipo 1, artritis reumatoide o enfermedad tiroidea autoinmune. Algunos notan primero los síntomas siendo niños, otros siendo adultos. Muchas veces la enfermedad surge después de alguna forma de trauma: una infección, embarazo, estrés severo, lesiones físicas o cirugía. No es claro cómo o por qué estos trastornos pueden precipitar la enfermedad celíaca.

Síntomas variados

La enfermedad celíaca puede remontarse a miles de años, pero sólo en los últimos 50 años los investigadores han tenido una mejor comprensión de la enfermedad y cómo tratarla.

No hay una enfermedad "típica". Algunas personas no tienen síntomas y pueden vivir con enfermedad celíaca durante años antes que se diagnostique. En la gente que tiene síntomas, éstos varían: fatiga, dolor abdominal, diarrea intermitente, distensión abdominal y paso excesivo de gas. La fatiga se origina en la reducción de glóbulos rojos (anemia). Otras dos indicaciones de que los nutrientes están pasando por el tracto digestivo sin absorberse son la pérdida de peso y las heces de color más claro y de mal olor.

La enfermedad celíaca puede presentarse también en forma menos obvia, incluyendo cambios de conducta como irritabilidad o depresión, molestias en el estómago, dolores articulares, calambres musculares, erupciones cutáneas, aftas en la boca, trastornos dentales y óseos y hormigueo en las piernas.

Los avances recientes en las pruebas de sangre han hecho posible detectar la enfermedad celíaca en una etapa más temprana. Si usted tiene enfermedad celíaca, tiene niveles mayores de los normales de anticuerpos al gluten. Si las pruebas de sangre y los síntomas sugieren enfermedad celíaca, su médico puede querer un pequeño fragmento (biopsia) de tejido del intestino delgado y examinarlo en busca de *villi* dañados. El tejido generalmente se obtiene pasando un tubo delgado y flexible (endoscopio) por la boca, esófago y estómago hasta el intestino delgado.

La mejoría de los síntomas después de eliminar el gluten de su dieta es también un signo fuerte de que tiene usted enfermedad celíaca. Sin embargo, no lleve una dieta sin gluten antes de consultar a su médico. Puede alterar los resultados de las pruebas de sangre y biopsias, haciéndolas aparecer normales.

Enfermedades similares pero diferentes

Varios trastornos pueden causar mala absorción y pueden parecerse a la enfermedad celíaca. Incluyen el esprue tropical, la enfermedad de Whipple, la infección por giardias, el sobrecrecimiento bacteriano y la deficiencia de inmunoglobulinas. Estos trastornos generalmente se distinguen de la enfermedad celíaca por sus características especiales. Además, no responden a una dieta sin gluten.

La dermatitis herpetiforme es un enfermedad de la piel que produce comezón y ampollas, y que se origina también en la intolerancia al gluten. Las erupciones cutáneas generalmente ocurren en los codos, rodillas y glúteos. La dermatitis herpetiformis puede producir daño intestinal significativo idéntico al de la enfermedad celíaca. Sin embargo, puede no producir síntomas digestivos. La enfermedad se trata con una dieta sin gluten además de medicinas para controlar las erupciones cutáneas.

Una forma nueva de comer

No hay ninguna medicina o cirugía que pueda curar la enfermedad celíaca. El tratamiento principal es un cambio en la dieta. Para manejar la enfermedad y prevenir complicaciones, es crucial que evite todos los alimentos que contienen gluten. Eso significa todos los alimentos o ingredientes de los alimentos hechos de la mayoría de granos, incluyendo trigo, cebada, centeno y avena. Hay controversia acerca de si las personas con enfermedad celíaca pueden comer avena, por las diferencias químicas en la composición de la avena en comparación con otros granos. Se requiere más estudio antes de tener una conclusión.

Al principio puede necesitar las vitaminas y suplementos minerales recomendados por su médico o una dietista para ayudar a corregir las deficiencias nutricionales. Al mejorar, la necesidad de suplementos disminuye. En sólo unos cuantos días de eliminar el gluten de la dieta, la inflamación del intestino delgado empieza a disminuir. Sin embargo, puede tardar varios meses o de dos a tres años para que su intestino cure completamente.

Puede ser difícil y frustrante acostumbrarse a su nueva dieta. Aprender cuáles alimentos puede comer o no puede requerir varios meses, durante los cuales puede usted cometer algunos errores. Es posible que quiera consumir alimentos que no están ya permitidos para usted. Pero no se rinda. Con el tiempo, la mayoría de la gente aprende a ajustarse a una dieta sin gluten, y se convierte en una parte normal de su rutina diaria.

Si consume accidentalmente un producto que contiene gluten, puede presentar dolor abdominal y diarrea. Cantidades muy pequeñas de gluten en su dieta pueden no causar síntomas, pero pueden causar daño. Con el tiempo, pueden llevar a complicaciones a largo plazo, incluyendo anemia, osteoporosis, convulsiones, cáncer y, en los niños, detención del crecimiento. Seguir y descontinuar una dieta sin gluten aumenta también el riesgo de desnutrición y otras complicaciones.

Alimentos que contienen gluten

La mayoría de alimentos hechos de granos contiene gluten. Evite estos alimentos a menos que estén hechos con maíz o arroz, o que estén etiquetados como libres de gluten:

- Pan
- Cereales
- Galletas
- Pasta
- Bizcochos
- Pasteles y pays
- Salsas para carne
- Salsas

Ingredientes de alimentos que contienen gluten

Evite todos los alimentos que incluyen alguno de los siguientes ingredientes:

- Trigo (harina de trigo, harina blanca, salvado de trigo, germen de trigo, almidón de trigo, harina graham, semolina, trigo duro, *farina*)
- Cebada
- Centeno
- Avena (harina de avena, salvado de avena)
- Amaranto
- Trigo negro
- Trigo búlgaro
- Kamut
- Trigo negro horneado
- Pan sin levadura
- Semilla de quenopodio
- Trigo espelta
- Cereal de hierba
- Híbrido de trigo y centeno

El amaranto, el trigo negro y la semilla de quenopodio no tienen gluten al crecer, pero a menudo se combinan con otros granos durante la cosecha y procesamiento. Por lo tanto, es mejor no comerlos a menos que esté seguro de su fuente.

Regularmente aparecen nuevos granos en el mercado. Evítelos hasta que pueda verificar su seguridad con una fuente confiable, como una dietista.

Fuentes de apoyo

Mucha gente puede ayudarlo a ajustarse a una dieta sin gluten. Su médico y una dietista son los primeros en la lista. Su comunidad puede tener incluso un grupo de apoyo para personas con enfermedad celíaca. Cierto número de organizaciones nacionales proporcionan también servicios de apoyo, incluyendo información respecto a la dieta. Vea la sección "Recursos Adicionales" al final de este libro, en la página 183.

Otros ingredientes que pueden contener gluten

El procesamiento de los alimentos utiliza a menudo granos que contienen gluten. No siempre puede usted saber al leer la etiqueta del alimento si un ingrediente no tiene gluten. Por ejemplo, la proteína vegetal hidrolizada (PVH) puede aparecer en la lista de ingredientes, pero la etiqueta no indica si la PVH viene de soya, maíz o trigo, Por lo tanto, no es segura, a menos que usted sepa que esta hecha de soya o maíz y no de trigo.

Los siguientes ingredientes pueden originarse en granos que contienen gluten. No consuma alimentos con estos ingredientes a menos que pueda verificar con el fabricante que los ingredientes no contienen gluten:

- PVH
- Harina o productos de cereales
- Proteína vegetal
- Malta o saborizante de malta
- Almidón modificado para alimentos y almidón modificado (en los productos de EUA cuando el ingrediente está listado como "almidón", es almidón de maíz y es aceptable)
- Goma vegetal
- Goma de avena
- Vinagre o vinagre destilado hecho de grano que contiene gluten o de una fuente no especificada*
- Condimentos que contienen vinagre destilado o vinagre de una fuente no especificada*
- Salsa de soya o sólidos de salsa de soya
- Monoglicéridos y diglicéridos*
- Malto-dextrina*
- Saborizantes naturales
- Colorante de caramelo
- Jarabe de arroz moreno
- Extractos de sabores basados en alcohol (por ejemplo, vainilla)
- Alcohol (cerveza y whisky)

* Estos productos pueden contener sólo trazas de gluten.

Entonces, ¿qué puede usted comer?

Aunque así parezca, no todos los alimentos contienen gluten. Y con tiempo y paciencia usted encontrará muchos alimentos que puede comer y disfrutar. Incluyen:

- Carnes simples (no empanizadas o marinadas)
- Frutas
- Vegetales
- Arroz
- Papas
- La mayoría de productos lácteos

Hay muchas harinas sin gluten que puede utilizar para hacer pan, pasta, pasteles y otros alimentos. También puede comprar productos hechos sin gluten. Una dietista puede ayudarlo a localizar estos productos. Los miembros de un grupo de apoyo local o nacional de enfermedad celíaca pueden ayudarlo también indicándole los alimentos que son seguros de consumir.

Fuentes ocultas de gluten

Usted puede ingerir gluten en formas que no se imagina. Un ejemplo es a través de contaminación cruzada, cuando los alimentos sin gluten se ponen en contacto con alimentos que contienen gluten. Esto puede suceder si usted comparte un cuchillo para untar mantequilla que tiene restos de pan, usa el mismo tostador que otros, o consume alimentos fritos que se cocinan en el mismo aceite utilizado para alimentos empanizados.

Otros productos además de los alimentos pueden contener gluten, incluyendo:

- Medicinas que usan gluten como agente adherible en una píldora o tableta
- Lápiz labial
- Timbres de correo

Lo mejor que puede hacer es contactar a los fabricantes de estos productos para saber si contienen gluten. En el caso de los timbres, use timbres adhesivos.

Para ayuda al ir de compras, algunos grupos nacionales de apoyo han publicado libros o folletos que enumeran los productos manufacturados y comerciales que no contienen gluten. Puede usted obtener copias de estas guías contactando al Grupo de Apoyo de Esprue Celíaco de Tres Condados (TCCSSG) o la Asociación de Esprue Celíaco (CSA). Las direcciones de estas organizaciones se encuentran en la sección "Recursos Adicionales". Asegúrese que la guía ha sido actualizada anualmente.

Lea las etiquetas de los alimentos

Las etiquetas de los alimentos son su línea vital para una mejor salud. Lea siempre la etiqueta del alimento antes de comprar cualquier producto. Algunos alimentos que parecen aceptables, como el arroz o los cereales de maíz, pueden contener gluten. Es más, un fabricante puede cambiar los ingredientes de un producto en cualquier momento. Un alimento que no tenía gluten, puede ahora tenerlo. A menos que usted lea la etiqueta cada vez que va de compras, no lo sabrá.

Si no puede saber por la etiqueta si un alimento incluye gluten, no lo pruebe hasta que obtenga la información en una guía de productos sin gluten o con el fabricante del producto. Es una buena idea verificar con los fabricantes periódicamente para estar seguro que la información que tiene es actual.

Enfermedad celíaca e intolerancia a la lactosa

Debido al daño a su intestino delgado producido por el gluten, los alimentos que no contienen gluten pueden también causar dolor abdominal y diarrea. Algunas personas con enfermedad celíaca no toleran el azúcar de la leche (lactosa) que se encuentra en los productos lácteos, un trastorno llamado intolerancia a la lactosa. Además de evitar el gluten, esas personas necesitan limitar también los alimentos y bebidas que contienen lactosa.

Una vez que su intestino ha sanado, usted puede tolerar los productos lácteos de nuevo. Sin embargo, algunas personas siguen presentando intolerancia a la lactosa a pesar del manejo exitoso de la enfermedad celíaca. Si usted está en este grupo, necesita limitar o evitar el resto de su vida los productos que contienen lactosa.

Una dietista puede ayudarlo a diseñar una dieta con bajo contenido de lactosa así como sin gluten. Si usted no puede consumir productos lácteos, es importante que incluya otras fuentes de calcio en su dieta.

Cuando coma afuera

Preparar sus alimentos es la mejor forma de asegurar que su dieta no tiene gluten. Pero eso no significa que no pueda usted comer afuera ocasionalmente. Las siguientes sugerencias pueden ayudar a tener una agradable experiencia comiendo afuera:

- Seleccione un restaurante que se especialice en los alimentos que usted puede comer. Puede llamar antes y discutir sus opciones de menú y sus necesidades dietéticas.

- Visite los mismos restaurantes para que se familiarice con sus menús y el personal conozca sus necesidades.

- Pida a los miembros del grupo de apoyo sugerencias sobre los restaurantes que sirven alimentos sin gluten.

- Siga las mismas prácticas que usted hace en casa. Seleccione alimentos preparados de manera simple o frescos y evite los alimentos empanizados o cubiertos con harina.

Sugerencias para ordenar y comer

Siempre que coma fuera de casa siga estas sugerencias:

Inspeccione su ensalada. Asegúrese que no contiene restos de pan o de otros productos de pan que han sido removidos.

Lleve su propio aderezo de ensalada. De otro modo, use limón fresco en la ensalada o vinagre de sidra de manzana, arroz o vino.

No ordene sopa. La mayoría de las sopas contiene harina o una base de sopa que contiene gluten.

Evite alimentos fritos. Pueden ser cocinados en el mismo aceite que los alimentos que contienen gluten.

Pida que limpien la superficie de la parrilla para su comida. Con una parrilla que no está limpia corre el riesgo de contaminación cruzada del alimento previo que puede contener gluten.

Seleccione papas al horno o hervidas. Las papas ralladas y cocinadas con cebolla sobre la plancha (*hash-browned potatoes*) pueden contener harina. Las papas fritas con aderezos generalmente contienen gluten.

Evite la salsa de la carne y otras salsas. Pueden haber sido espesadas con harina. A pesar de su nombre, la salsa de "soya" a menudo es hecha con trigo.

Evite alimentos "al jugo" (con salsa). Pueden contener PVH.

Lleve su propias galletas de arroz o pan sin gluten. Esto le permite disfrutar galletas o pan con su comida.

Adapte sus recetas favoritas

Si sus alimentos favoritos contienen gluten puede disfrutarlos haciendo unos cuantos cambios en las recetas. Aquí están algunas sugerencias que puede usted usar en la cocina:

Sustituya 1 cucharada de harina de trigo por una de éstas:

- 1 $^1/_2$ cucharaditas de almidón de maíz
- 1 $^1/_2$ cucharaditas de almidón de papa
- 1 $^1/_2$ cucharaditas de almidón de maranta
- 1 $^1/_2$ cucharaditas de harina de arroz
- 2 cucharaditas de tapioca

Sustituya 1 taza de harina de trigo por una de éstas:

- 1 taza de harina de maíz
- $^3/_4$ de taza de harina de maíz simple, molido grueso

- 1 taza de harina de maíz simple, molido fino
- $^5/_8$ taza de harina de papa
- $^3/_4$ taza de harina de arroz

Cuando utilice almidones y harinas como sustitutos, puede encontrar que la receta es mejor si cocina el alimento más tiempo y a una menor temperatura. Puede necesitar experimentar un poco para encontrar el tiempo y la temperatura adecuados. Para productos mejor horneados, combine diferentes sustitutos. Por ejemplo, si su receta lleva 2 tazas de harina de trigo, usted podría usar $^5/_8$ de taza de harina de papa y $^3/_4$ de taza de harina de arroz.

Cuando la dieta no es suficiente

Aproximadamente 95 por ciento de la gente con enfermedad celíaca que sigue una dieta sin gluten tiene una recuperación completa. Sólo un pequeño porcentaje de gente que tiene el intestino severamente dañado no mejora con una dieta sin gluten. Cuando la dieta no es eficaz, el tratamiento incluye a menudo medicinas para ayudar a controlar la inflamación intestinal y otros trastornos que resultan de la mala absorción.

Debido a que la enfermedad celíaca puede conducir a muchas complicaciones, la gente que no responde a los cambios dietéticos necesita ser vigilada frecuentemente por su médico en busca de otros trastornos de la salud.

Capítulo 10

Enfermedad diverticular

La enfermedad diverticular es el término general para el desarrollo de pequeñas bolsas que protruyen en el tracto digestivo. Cada bolsa es llamada divertículo, palabra que proviene del latín que significa "una pequeña desviación del camino normal".

Los divertículos pueden formarse en cualquier parte, incluyendo la garganta, esófago, estómago e intestino delgado. El sitio más frecuente es el intestino grueso (colon), especialmente la parte inferior del colon llamada colon sigmoide.

La enfermedad diverticular se divide en dos formas.

Signos y síntomas claves

- Dolor en la parte inferior izquierda del abdomen
- Dolor en el abdomen con la presión
- Fiebre
- Náusea
- Estreñimiento o diarrea

Diverticulosis

Este trastorno se refiere a la formación de divertículos en el tracto digestivo. La diverticulosis es frecuente, y se hace más prevalente con la edad. Casi la mitad de los estadounidenses mayores de 60 años de edad tiene divertículos en algún sitio del tracto digestivo. Estos divertículos ordinariamente no causan problemas. Por eso mucha gente con este trastorno no sabe que lo tiene.

Una minoría de gente con diverticulosis puede presentar cólicos abdominales leves, distensión, gas, diarrea o estreñimiento. Sin embargo, estos síntomas se relacionan probablemente a otros trastornos, como el síndrome del colon irritable, y no a diverticulosis. El sangrado no es generalmente un síntoma de diverticulosis, pero puede ocurrir en algunas personas (vea "Cuando una bolsa sangra").

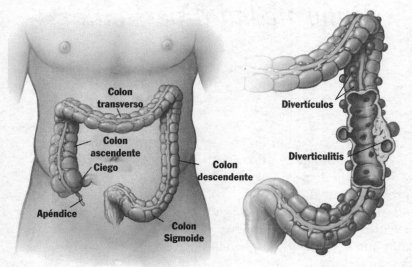

La localización más frecuente de bolsas pequeñas (divertículos) es el intestino grueso (colon). Cuando un divertículo se inflama o infecta, el trastorno es llamado diverticulitis.

Diverticulitis

En un pequeño porcentaje de gente con diverticulosis se puede desarrollar inflamación o infección en un divertículo (diverticulitis). Algunas personas presentan sólo inflamación menor y otras una infección masiva y dolorosa. Una causa de diverticulitis es que una pequeña porción de las heces se aloja en un divertículo. Las heces interrumpen el flujo de sangre al divertículo y lo hacen susceptible de invasión por bacterias. Se puede desarrollar también un pequeño desgarro en un divertículo, llevando a infección y, tal vez, una colección de pus (absceso).

Generalmente la inflamación o infección se limita al área que se encuentra directamente alrededor del divertículo. En casos raros el divertículo puede perforarse, dejando salir el material intestinal a la cavidad abdominal. Esto puede llevar a peritonitis, una inflamación del revestimiento de la cavidad abdominal. La peritonitis es una urgencia médica que demanda atención inmediata.

A diferencia de la diverticulosis, que generalmente no causa síntomas, la diverticulitis causa típicamente dolor, fiebre y náusea (vea "Signos y síntomas claves"). El dolor es a menudo abrupto y severo, pero algunas personas presentan dolor leve que se agrava gradualmente en varios días. Los síntomas de diverticulitis son similares en muchas formas a los de apendicitis, excepto que el dolor es generalmente en la parte inferior izquierda del abdomen, en lugar de la parte inferior derecha.

Síntomas menos frecuentes incluyen vómito, distensión, sangrado, orina frecuente y dificultad o dolor al orinar.

Cuando una bolsa sangra

Un pequeño porcentaje de gente con diverticulosis presenta sangrado rectal indoloro. La sangre puede ser oscura y mezclada con las heces, o puede ser roja y visible en la taza del baño. Este sangrado puede ser resultado de un vaso sanguíneo debilitado en un divertículo que se ha perforado.

El sangrado de un vaso sanguíneo roto dura típicamente poco tiempo. A menudo se detiene espontáneamente sin tratamiento. Si el sangrado es severo o persistente, pueden requerirse pruebas para identificar la localización del sangrado. Ocasionalmente la única forma de detener el sangrado es extirpar el segmento del colon en donde está localizada la bolsa sangrante.

Un problema de presión

No se entiende bien por qué algunas personas tienen divertículos y otras no. Sin embargo, tres factores parecen desempeñar un papel:

Puntos débiles en la pared del colon

La pared del colon está anillada por una capa de músculo que se contrae repetidamente para impulsar los desechos alimenticios al recto. Los vasos sanguíneos penetran en el anillo muscular para llevar nutrientes a la capa interna de la pared del colon. Los sitios de los vasos sanguíneos son estructuralmente más débiles que el resto de la pared del colon. Cuando usted puja para evacuar, la presión aumentada en el colon puede hacer que estos puntos débiles protruyan.

Envejecimiento

La investigación sugiere que al envejecer, la pared muscular externa del colon se hace más gruesa, haciendo que el interior del paso se estreche. El estrechamiento aumenta la presión en el colon y el riesgo de formación de divertículos. El engrosamiento de la pared externa también hace que el colon sea menos capaz de desplazar el desecho alimenticio. El desecho permanece en el colon más tiempo, en donde ejerce presión en los tejidos internos.

Demasiado poca fibra

La enfermedad diverticular surgió después de la introducción de los molinos de acero, que redujeron mucho el contenido de fibra de la harina y otros granos. La enfermedad se observó primero en Estados Unidos a principios de la década de 1900, cuando los alimentos procesados se convirtieron en un pilar de la dieta estadounidense. La enfermedad diverticular es más frecuente en los países industrializados, como Estados Unidos, en donde la dieta promedio es rica en carbohidratos refinados y tiene bajo contenido de fibra. En países en donde la gente consume una dieta rica en fibra, la enfermedad diverticular es rara.

Demasiado poca fibra contribuye a heces pequeñas y duras que son difíciles de evacuar, aumentando la presión en el colon. Las presiones más elevadas ocurren en el colon sigmoide, en donde se encuentra la mayoría de divertículos.

Descubrimiento accidental

Debido a que los divertículos no causan a menudo problemas, la mayoría de la gente supo que tenía diverticulosis durante exámenes de escrutinio para cáncer colorrectal o durante estudios para otros trastornos intestinales. La colonoscopía, sigmoidoscopía o los rayos X del colon pueden revelar uno o más divertículos.

La diverticulitis, por otro lado, se diagnostica típicamente durante un ataque. Su médico examina el abdomen en busca de dolor con la presión. Le puede practicar también un análisis de sangre para determinar la cuenta de glóbulos blancos. Un número elevado de glóbulos blancos y dolor con la presión en la parte inferior izquierda del abdomen pueden ser signos de diverticulitis. Los estudios de imagen, corno la tomografía computarizada (TC), pueden ayudar a visualizar uno o más divertículos inflamados o infectados.

Los procedimientos diagnósticos se discuten en el capítulo 4.

El tratamiento empieza con autocuidados

La forma de tratar el trastorno depende de los síntomas y si los divertículos están inflamados o infectados. Si usted no tiene ningún síntoma o si son leves, puede tratar el trastorno con cambios en los hábitos de la vida diaria. Estos mismos cambios pueden prevenir también un segundo ataque de diverticulitis.

La clave para manejar la enfermedad diverticular es minimizar la presión dentro del colon. Para hacerlo, siga estas recomendaciones:

Consuma más fibra

Los alimentos ricos en fibra, como las frutas y vegetales frescos y los productos de granos enteros, ablandan las heces y ayudan a que pasen más rápidamente a través del colon. Esto reduce la presión dentro del tracto digestivo.

Trate de consumir 25 a 30 gramos de fibra al día. El capítulo 2, página 15, incluye una lista de alimentos ricos en fibra. Trate de sustituir alimentos ricos en grasa por frutas, vegetales y productos de granos.

La gente con síntomas leves de diverticulosis a menudo encuentra que después de una semana o dos sus síntomas empiezan a mejorar. Sin embargo, no debe aumentar la cantidad de fibra de repente. Esto puede producir gas molesto, cólicos abdominales, distensión y diarrea. Aumente gradualmente la fibra en un par de semanas.

Si encuentra usted difícil consumir 25 a 30 gramos de fibra al día, hable con su médico respecto al uso regular de un suplemento de fibra natural. Éstos incluyen productos como Metamucil y Citrucel, que pueden obtenerse sin receta. Estos productos alivian a menudo

No tenga temor de las semillas

Puede haber oído o leído que comer alimentos que contienen semillas, como fresas y frambuesas, es peligroso porque las semillas pueden alojarse en un divertículo y causar inflamación o infección.

No se ha demostrado que esto sea cierto. No debe privarse de frutas saludables que contienen semillas por temor a una infección. La fibra que estos alimentos proporcionan supera el riesgo de diverticulitis.

el estreñimiento en uno a tres días y pueden ayudar a prevenirlo.
Los suplementos de fibra generalmente son seguros, pero debido a
que son tan absorbentes, tómelos con bastante agua. Si no toma suficiente agua, los productos pueden causar estreñimiento.

Tome bastantes líquidos

La fibra actúa como una esponja en el colon, absorbiendo agua en
las heces. Al aumentar la cantidad de fibra que consume, asegúrese
que también toma suficientes líquidos para que no se estriña.
Diariamente tome por lo menos ocho vasos de agua o de otras
bebidas sin cafeína o alcohol.

Responda a la urgencia de evacuar

Cuando necesite evacuar, no retrase el viaje al baño. Retrasar una
evacuación lleva a heces más duras que requieren más fuerza para
pasar, aumentando la presión dentro del colon.

Practique ejercicio regularmente

El ejercicio favorece la función normal del intestino y reduce la
presión dentro del colon. Intente practicar ejercicio 30 minutos la
mayoría de los días de la semana. El capítulo 2 incluye información
sobre los tipos de ejercicio que son mejores.

Cuándo puede necesitar medicamentos o cirugía

La inflamación o infección en una bolsa digestiva generalmente
requiere más que autocuidados. Dependiendo de la severidad de
sus síntomas, usted puede ser hospitalizado o tratado en casa.
Aproximadamente la mitad de la gente con diverticulitis requiere
hospitalización, incluyendo los que tienen vómito, fiebre alta,
cuenta de glóbulos blancos elevada, una posible obstrucción
intestinal, o las personas que están en riesgo de peritonitis. Tiene
usted mayor probabilidad de ser hospitalizado si es de mayor
edad, tiene alguna otra enfermedad o un sistema inmune
debilitado.

El tratamiento no quirúrgico para la diverticulitis incluye:

Reposo y una dieta restringida. Unos cuantos días de reposo
permiten que la infección tenga tiempo para curar. Una dieta líquida o una dieta restringida a alimentos con poca fibra reduce las
contracciones en el colon, pudiendo descansar y sanar. En caso de

náusea severa y vómito, puede usted evitar todo el alimento y recibir líquidos por vía intravenosa.

Una vez que mejoran sus síntomas —a menudo en 2 a 4 días— puede empezar a consumir más alimentos, aumentado gradualmente a una dieta rica en fibra.

Antibióticos. Los antibióticos eliminan a las bacterias que causan la infección. Es importante que reciba un curso completo de un antibiótico, incluso si se siente mejor después de unos días.

Calmantes para el dolor. Si sus síntomas se acompañan de dolor moderado a severo, su médico puede recomendar un analgésico de prescripción o que puede obtenerse sin receta unos días hasta que mejore el dolor.

Estas prácticas —reposo, dieta con bajo contenido de fibra, antibióticos, y posiblemente un calmante para el dolor— son eficaces a menudo para un primer ataque de diverticulitis. Desafortunadamente, los episodios recurrentes tienen menos probabilidad de responder a estas simples medidas y pueden requerir cuidados más avanzados.

Su probabilidad de tener más de un episodio de diverticulitis varía. Para la mayoría, el riesgo de recurrencia es aproximadamente de 30 por ciento. Usted puede ayudar a prevenir un segundo ataque consumiendo más fibra y practicando bastante ejercicio.

Cirugía para la diverticulitis

El dolor o la fiebre que no desaparecen en unos días puede indicar una complicación que requiere tratamiento inmediato, a menudo cirugía. Las complicaciones pueden incluir peritonitis, un bloqueo en el colon, un absceso o una fístula. Una fístula es un pasaje anormal entre dos órganos, como el colon y la vejiga, resultante de enfermedad en uno de los órganos.

Para prevenir infecciones futuras, los médicos recomiendan a menudo que a la gente con diverticulitis recurrente se le practique cirugía para extirpar la porción enferma del colon. Hay dos formas de cirugía:

Resección intestinal primaria. Ésta es la operación convencional para la gente con diverticulitis que no necesita cirugía de urgencia. Después de extirpar el segmento enfermo del intestino, el colon se vuelve a unir (anastomosis). Esto mantiene la vía de paso de las heces para que el colon pueda funcionar normalmente.

La extensión de la inflamación y otros factores determinan si se practicará la cirugía tradicional o laparoscópica. En la cirugía tradicional, el cirujano hace una larga incisión en el abdomen. En la cirugía laparoscópica, hace tres o cuatro pequeñas incisiones en el abdomen. La cirugía laparoscópica es segura y requiere menos tiempo de recuperación. Sin embargo, no se recomienda la cirugía laparoscópica en personas obesas o que tienen inflamación extensa.

Resección intestinal con colostomía. Esta forma de cirugía puede ser necesaria si tiene inflamación extensa en el colon, que hace que no sea seguro volver a unir el colon y el recto. Durante el procedimiento, llamado colostomía, el cirujano le extirpa la sección enferma del colon, cierra el recto y hace una abertura (estoma) en la pared abdominal. El colon se conecta con el estoma, y las heces pasan a través de la abertura a una bolsa.

Una colostomía puede ser temporal o permanente. Varios meses después —una vez que la inflamación ha sanado— un cirujano puede practicar una segunda operación para restablecer la continuidad entre el colon y el recto. Es importante que usted discuta con su médico los beneficios y riesgos de esta operación.

¿Tiene mayor riesgo de padecer cáncer?

No existe evidencia de que la diverticulosis o la diverticulitis aumente su riesgo de cáncer del colon o recto o la formación de crecimientos precancerosos (pólipos) en su revestimiento. Sin embargo, la enfermedad diverticular puede hacer más difícil de diagnosticar el cáncer. A menudo no es claro si el sangrado rectal se debe a un vaso sanguíneo roto en un divertículo o a un cáncer pequeño. La formación de tejido de cicatrización en el recto y en el colon por diverticulitis puede también enmascarar un cáncer, haciendo más difícil identificarlo.

Después de la recuperación de un episodio de diverticulitis, es posible que su médico quiera una colonoscopía para asegurarse que no tiene cáncer del colon o del recto. Su médico puede también recomendar estudios de escrutinio para el cáncer más frecuentes.

Capítulo 11

Cálculos vesiculares

Es tiempo de ir a la cama, pero no puede dormir. Siente un dolor continuo en su abdomen superior y nada lo alivia, ni los antiácidos ni los calmantes para el dolor. Cambia de posición, se para, se inclina, se acuesta. Nada ayuda. Después de un tiempo siente náusea y como si el dolor se estuviera extendiendo a la parte baja del pecho y la espalda. Finalmente decide ir a la sala de emergencias, preocupado por un ataque cardíaco.

Signos y síntomas claves

- Dolor en la parte superior del abdomen
- Dolor en la espalda, pecho o escápula derecha
- Náusea y vómito

Después de un examen médico y algunos análisis, se entera usted que no es su corazón sino su vesícula biliar. El dolor de la vesícula, comúnmente llamado cólico vesicular, se presenta cuando los cálculos en la vesícula biliar se alojan en el cuello de la vesícula o en el conducto cístico y obstruyen la abertura de la vesícula biliar. Esto hace que aumente la presión en la vesícula al contraerse lentamente causando un dolor constante y a menudo náusea.

Los cálculos vesiculares son frecuentes. Uno de cada 10 estadounidenses los presenta. En la mayoría de la gente no causan síntomas y no requieren tratamiento. Pero en 20 por ciento con cálculos vesiculares, los cálculos producen un cólico vesicular. Los cólicos vesiculares son responsables de una de las operaciones más frecuentes en Estados Unidos: la extirpación de la vesícula biliar (colecistectomía). En más de 500 000 estadounidenses se extirpa la vesícula cada año.

Cómo se forman los cálculos vesiculares

La vesícula biliar es un saco en forma de pera de 7 a 15 centímetros de longitud y 2.5 a 5 centímetros en su punto más ancho. Se encuentra por debajo del hígado en el lado derecho del abdomen superior. La vesícula biliar almacena el fluido digestivo llamado bilis, que se produce en el hígado. La bilis está compuesta, en parte, por agua, electrólitos, colesterol y bilirrubina. La bilirrubina es un producto de desecho amarillo verdoso excretado por el hígado que confiere a la bilis su color. Si regresa a la sangre, puede hacer que la piel y los ojos tomen una coloración amarilla (ictericia). La bilis contiene también sales biliares y la sustancia química lecitina, que disuelven el colesterol y permiten que sea excretado por el hígado.

Cuando usted come alimentos que contienen grasas o proteínas, su vesícula biliar se contrae y vacía la bilis a través de pequeños conductos llamados conductos biliares, que llegan a la porción superior del intestino delgado (duodeno). La bilis ayuda al intestino delgado a digerir y absorber la grasa y ciertas vitaminas. Cuando la bilis se desequilibra químicamente, pueden formarse partículas endurecidas, que pueden crecer y formar cálculos tan pequeños como un grano de arena o más grandes que una pelota de golf. Veinte por ciento de la gente con cálculos vesiculares tiene un cálculo único. El resto tiene múltiples cálculos que pueden llegar a cientos o incluso miles, algunas veces referidos como "grava" o "arena".

Múltiples factores contribuyen a la formación de cálculos vesiculares, muchos de los cuales no se comprenden bien. Los factores que se reconocen incluyen:

Demasiado colesterol. Normalmente la bilis contiene suficientes sales biliares y lecitina para disolver el colesterol que es excretado. Pero el colesterol no es fácilmente soluble. Si la bilis tiene más colesterol del que puede disolver, el exceso de colesterol puede formar cristales que se fusionan en uno o más cálculos de diferente forma y tamaño. La obesidad y la predisposición genética pueden contribuir a este proceso.

Vaciamiento incompleto o infrecuente de la vesícula biliar. Su vesícula biliar puede fallar en contraerse y vaciarse como debiera. Esto puede ocurrir durante el embarazo o el ayuno prolongado. Mientras más tiempo está la bilis en la vesícula biliar, más agua absorbe la vesícula y más se concentra la bilis. La bilis demasiado concentrada puede convertirse en "lodo" y formar cálculos.

Tres tipos

No todos los cálculos tienen la misma composición. Puede tener una de tres variedades:

Cálculos de colesterol. Están formados por colesterol que la bilis no puede mantener disuelto. Aproximadamente 80 a 85 por ciento de los cálculos en Estados Unidos y Europa están compuestos predominantemente por colesterol. Algunos son casi de puro colesterol, pero más a menudo los cálculos contienen también una considerable cantidad de otros componentes, como bilirrubina y calcio. Éstos son llamados algunas veces cálculos mixtos.

Cálculos de pigmentos. Ese tipo de cálculo se forma cuando la bilis contiene demasiada bilirrubina. Los cálculos de pigmentos son café oscuros o negros y generalmente son pequeños. No siempre es aparente por qué se forman. Algunos se asocian a exceso de producción de la bilirrubina que se origina en el hígado con severas cicatrices (cirrosis), o excesiva destrucción y remoción de glóbulos rojos (anemia hemolítica).

Cálculos primarios de los conductos biliares. Los cálculos de colesterol y pigmento que escapan y se alojan en los conductos biliares son conocidos como secundarios o retenidos en los conductos. Los cálculos primarios de los conductos biliares son diferentes porque se forman dentro de los conductos biliares. Estos cálculos generalmente son blandos, de color café y están formados por bilis degradada.

El cólico vesicular

Los cálculos vesiculares sedimentan en el fondo de su vesícula, y la mayoría del tiempo no causan ningún problema. Algunas personas asocian los cálculos vesiculares a síntomas tales como agruras, indigestión o distensión. Sin embargo, no existe evidencia de que la vesícula biliar cause estos síntomas.

Cuando los cálculos migran hacia el cuello (salida) de la vesícula biliar es cuando pueden ocurrir problemas serios. Cuando su vesícula biliar se contrae para expulsar la bilis en el intestino delgado, los cálculos pueden escapar, o tratar de escapar. Los cálculos diminutos pueden pasar por los conductos biliares, entrar al intestino delgado y salir del cuerpo sin causar ningún problema.

Pero los cálculos más grandes pueden quedar atorados a la entrada del conducto cístico, dentro de un conducto biliar o a la entrada del intestino delgado (vea ilustración).

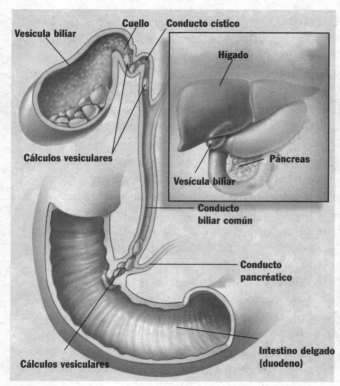

Vesícula biliar
Cuello
Conducto cístico
Hígado
Cálculos vesiculares
Páncreas
Vesícula biliar
Conducto biliar común
Conducto pancréatico
Intestino delgado (duodeno)
Cálculos vesiculares

Su vesícula biliar se encuentra detrás el hígado en el lado superior derecho del abdomen. El cólico vesicular ocurre cuando los cálculos que se forman en la vesícula biliar se alojan en el cuello de la vesícula o en el conducto cístico que llega al conducto biliar común (principal). Los cálculos vesiculares que obstruyen el conducto biliar común o el conducto pancreático pueden producir inflamación de los conductos biliares (colangitis) o pancreatitis.

Cuando un cálculo bloquea el flujo de bilis, causa náusea y dolor constante que puede ser moderado a severo (cólico vesicular). El cólico puede durar de 15 minutos a varias horas. Generalmente, un cálculo alojado a la entrada del conducto cístico regresa al fondo de la vesícula biliar después que ha pasado el cólico vesicular. Si el cálculo no queda libre, puede ocurrir inflamación e infección en la vesícula biliar. Otros síntomas pueden incluir fiebre, calosfrío, orina de color oscuro, ictericia, y heces de color pálido, dependiendo del sitio en donde está alojado el cálculo.

Estos trastornos pueden ocurrir también:

- Si el conducto cístico permanece bloqueado, su vesícula biliar podría infectarse e incluso romperse. Sin embargo, la ruptura es rara, y ocurre sólo aproximadamente en uno por ciento de las personas con inflamación aguda.

- Si un cálculo se aloja en el conducto común, bloqueando el flujo de la bilis del hígado, puede aparecer ictericia, así como fiebre, calosfrío y una infección en la sangre.

- Los cálculos que se alojan en la entrada del intestino delgado pueden bloquear el conducto pancreático, causando inflamación del páncreas (pancreatitis).

¿Está usted en riesgo?

No es claro por qué se desarrollan los cálculos vesiculares en algunas personas y en otras no. Estos factores parecen colocarlo a usted en mayor riesgo:

Ser mujer. Los cálculos vesiculares son dos veces más frecuentes en las mujeres que en los hombres. Eso puede deberse a que la hormona estrógeno hace que el hígado excrete más colesterol en la bilis.

El embarazo, las píldoras anticonceptivas y la terapia hormonal de reemplazo aumentan también el nivel de colesterol en la bilis, y disminuyen la capacidad de la vesícula biliar para vaciar completamente la bilis. Sin embargo, no debe dejar de tomar las píldoras anticonceptivas o la terapia hormonal de reemplazo simplemente porque está preocupada por los cálculos vesiculares. Hable con su médico primero. Los beneficios de las píldoras anticonceptivas y de la terapia hormonal de reemplazo pueden exceder con mucho el riesgo aumentado de cálculos vesiculares.

Exceso de peso. Varios estudios muestran que mientras mayor es el peso, mayor es el riesgo. Las personas obesas tienen un riesgo tres a siete veces mayor de desarrollar cálculos vesiculares que las personas cuyo peso es saludable. Las personas con sobrepeso tienden a acumular exceso de colesterol en la bilis. El exceso de peso disminuye también la formación de sales biliares y la capacidad de la vesícula para contraerse y vaciarse.

Dieta. Una dieta rica en grasa y azúcar combinada con un estilo de vida sedentario aumenta el riesgo de cálculos vesiculares. El ayuno y las dietas de reducción rápida del peso aumentan también el riesgo de formación de cálculos vesiculares, modificando los niveles de sales biliares y colesterol y desequilibrando la química de la bilis.

Algunos médicos prescriben una medicina de sales biliares (ursodiol) para las personas que se encuentran en programas de reducción de peso para contrarrestar la posible acumulación de colesterol que puede formar cálculos. Ayuda a disolver el colesterol mejorando el equilibrio químico de la bilis.

Edad. El riesgo de cálculos vesiculares aumenta con la edad. Las autopsias muestran que hacia los 70 años, aproximadamente 10 a 15 por ciento de los hombres y 25 a 30 por ciento de las mujeres tienen cálculos. Una razón podría ser que al aumentar la edad el cuerpo tiende a secretar más colesterol en la bilis.

Antecedentes familiares. Los cálculos vesiculares se ven a menudo en familias, indicando una posible relación genética. Se han identificado dos genes que causan cálculos vesiculares en ratones y se están investigando en humanos.

Grupo étnico. Los indígenas estadounidenses tienen la incidencia más alta de cálculos vesiculares en Estados Unidos seguidos por gente de origen hispano. En los indígenas pima de Arizona, 70 por ciento de las mujeres tiene cálculos vesiculares hacia los 30 años de edad, y la mayoría de indígenas estadounidenses varones finalmente los tiene. La gente de ascendencia asiática o africana tiene la probabilidad más baja de tener cálculos vesiculares.

¿Puede usted prevenir los cálculos vesiculares?

Algunos remedios caseros recomiendan que tome aceite de oliva, jugo de manzana o jugo de limón para estimular la vesícula a vaciar los cálculos. Estas prácticas no tienen efecto benéfico.

El hecho es que ninguna dieta ha mostrado prevenir los cálculos vesiculares. Pero hay dos medidas que puede usted tomar para disminuir el riesgo: mantener un peso sano y evitar las dietas con bajo consumo de calorías y pérdida rápida de peso.

Aunque no está científicamente comprobado, existen algunas indicaciones de que el ejercicio puede ayudar a prevenir los cálculos vesiculares. En un estudio se encontró que los hombres que practican ejercicio regular y vigorosamente 30 minutos diariamente tuvieron 34 por ciento menor probabilidad de tener cólicos por cálculos vesiculares que los hombres que no practican ejercicio. Los investigadores especulan que el ejercicio puede ayudar a estabilizar el equilibrio químico de la bilis inhibiendo el desarrollo de cálculos.

Cómo identificar los cálculos

Si su médico sospecha que tiene cálculos vesiculares, probablemente solicite uno o más de los siguientes estudios para localizar los cálculos:

Ultrasonido. Éste es un procedimiento indoloro que dura sólo unos 15 minutos. El ultrasonido puede detectar cálculos en su vesícula biliar con 95 por ciento de precisión, pero es mucho menos preciso para detectar cálculos que han pasado a los conductos biliares.

Tomografía computarizada (TC). La TC del abdomen puede revelar algunas veces cálculos vesiculares que contienen altos niveles de calcio. Además, durante un cólico vesicular, su vesícula puede verse engrosada en la TC o el ultrasonido. El capítulo 4 contiene más información de estos estudios diagnósticos.

Gammagrafía con radionúclidos. Se administra por vía intravenosa una pequeña cantidad de material radiactivo seguido de una gammagrafía de la vesícula biliar para ver si el material radiactivo llega a la vesícula biliar. Si no llega, es probable que un cálculo esté bloqueando la abertura de la vesícula biliar o el conducto cístico.

Análisis de sangre. Los niveles elevados de ciertas sustancias, incluyendo bilirrubina, fosfatasa alcalina y las aminotransferasas, sugieren obstrucción del conducto biliar.

Colangiopancreatografía retrógrada endoscópica (CPRE). Éste es un procedimiento más difícil, pero permite al médico tomar imágenes de los conductos biliares. Se inserta un tubo flexible con una pequeña cámara (endoscopio) en el tracto digestivo superior hasta la abertura del conducto biliar común. A través de un catéter localizado dentro del tubo se inyecta colorante en el conducto biliar común, delineando los conductos biliares para que pueden observarse en la película de rayos X. Si se descubre un cálculo en un conducto, generalmente puede ser extraído inmediatamente con los instrumentos que tiene el endoscopio.

Opciones de tratamiento

Generalmente, el mejor tratamiento de los cálculos vesiculares es observar y esperar. Esto se recomienda casi siempre si tiene usted "cálculos silenciosos" que típicamente no causan síntomas ni otros problemas. Los cálculos silenciosos se descubren a menudo accidentalmente durante estudios diagnósticos de otro problema de salud.

Si ha tenido usted uno o más cólicos vesiculares, su médico probablemente le recomiende cirugía, a menos que tenga otros problemas de salud que hagan que la cirugía tenga demasiado riesgo.

Cirugía

La cirugía para extirpar la vesícula biliar, llamada colecistectomía, es generalmente segura y eficaz. Es el tratamiento más frecuente para los cálculos vesiculares porque la vesícula biliar no es un órgano absolutamente necesario, y generalmente se forman cálculos nuevos si sólo se extraen los cálculos.

La colecistectomía se practica en una de dos formas:

Cirugía abierta. Este método, en el cual se extirpa la vesícula a través de una incisión abdominal grande, se utiliza sólo ocasionalmente. Su médico puede recomendar cirugía abierta si las paredes de la vesícula están engrosadas y duras, o si tiene tejido de cicatrización por operaciones abdominales previas. La recuperación implica típicamente una semana en el hospital, seguida de unas tres semanas en la casa.

Cirugía laparoscópica. La gran mayoría de cirugías de la vesícula biliar se realiza ahora haciendo cuatro pequeñas incisiones en el abdomen en lugar de una grande. El cirujano puede tener más campo para examinar su abdomen insuflando bióxido de carbono. El gas se inyecta por medio de un tubo insertado a través de una incisión de 1.25 a 2.5 centímetros cerca del ombligo. Se hacen otras tres pequeñas incisiones para insertar instrumentos quirúrgicos. Un instrumento contiene un endoscopio para ver la vesícula biliar. Otro está equipado con un láser o un dispositivo eléctrico para cortar o extirpar la vesícula biliar.

La cirugía laparoscópica ordinariamente requiere sólo una noche de hospitalización. El tiempo de recuperación es también más corto porque el cirujano no corta los músculos abdominales que requieren un largo tiempo para cicatrizar. Las ventajas adicionales incluyen menos dolor postoperatorio y una cicatriz más pequeña.

Opciones no quirúrgicas

Su médico puede recomendar uno de estos tratamientos si tiene usted complicaciones u otros problemas de salud que hacen que la cirugía no sea aconsejable. La mayor desventaja de estas alternativas no quirúrgicas es que los cálculos vesiculares generalmente vuelven a desarrollarse.

Tabletas de sales billiares. Las tabletas de sales biliares disuelven los cálculos de colesterol en meses o años. Sin embargo, no funcionan en los cálculos de pigmento. La mayoría de los médicos prefiere la medicina ursodiol porque es una de las más seguras y parece tener menos efectos secundarios, sobre todo diarrea ocasional leve. El ursodiol funciona únicamente en los cálculos que contienen gran cantidad de colesterol sin calcio detectable, y cuando el conducto cístico que sale de la vesícula biliar no está obstruido, permitiendo que la bilis entre y salga normalmente.

La desventaja del ursodiol es que sus efectos no son permanentes. Los cálculos vesiculares tienden a recidivar por lo menos en la mitad de la gente que toma ursodiol en los primeros 10 años después del tratamiento, a menos que se continúe la medicina indefinidamente. Además, el ursodiol es costoso.

Inyección de MTBE. En este procedimiento experimental, el fármaco metil terciario butil éter (MTBE) es inyectado en la vesícula biliar a través de un catéter para disolver los cálculos de colesterol. El procedimiento requiere habilidad y experiencia. Se realiza únicamente cuando los cálculos deben disolverse rápidamente y cuando ocurren en gente con riesgo inaceptablemente elevado de complicaciones de la cirugía o de la anestesia general. El MTBE es un líquido anestésico y solvente que debe utilizarse con precaución. Aunque la mayoría de cálculos de colesterol se disuelve con este procedimiento, a menudo se forman nuevos cálculos, a menos que tome tabletas de ursodiol indefinidamente.

Tratamiento con ondas de sonido. Conocido como litotricia extracorpórea con choque de ondas, este tratamiento es más eficaz y más frecuentemente utilizado para cálculos renales que vesiculares. Envía ondas de sonido de alta frecuencia a través de la pared abdominal para desintegrar los cálculos vesiculares. Luego toma usted tabletas de ursodiol para disolver los fragmentos de cálculos. El tratamiento con choque de ondas funciona mejor en cálculos únicos menores de 1.25 centímetros de diámetro. En consecuencia, sólo 5 a 10 por ciento de la gente con cálculos vesiculares son buenos candidatos para este tratamiento, y su uso sigue siendo experimental. Como otros tratamientos en los que se deja la vesícula biliar, la recurrencia de cálculos es alta sin tratamiento con ursodiol a largo plazo.

La vida sin la vesícula biliar

La mayoría de la gente en que se ha practicado cirugía para extirpar la vesícula biliar está bien. El hígado continúa elaborando suficiente bilis para digerir la grasa de una dieta saludable. Pero en lugar de almacenarse en la vesícula biliar, la bilis fluye fuera del hígado y se vacía directamente en el intestino delgado.

No necesita usted cambiar sus hábitos de alimentación después de la cirugía. Sin embargo, con la bilis fluyendo más frecuentemente en su intestino delgado, puede usted presentar un mayor número de evacuaciones y sus heces pueden ser más blandas. Sin embargo, muchas veces estos cambios son sólo temporales. Con el tiempo, sus intestinos generalmente se ajustan a los efectos de la cirugía.

Capítulo 12

Pancreatitis

Es un dolor de estómago como nunca antes ha tenido. Un dolor en la parte superior del abdomen que taladra hacia la espalda. Si se acuesta, su estómago duele todavía más, por lo que, para aliviar el dolor, usted se dobla. Un dolor como este —que puede durar horas o días— es típico de pancreatitis, una inflamación del páncreas.

El páncreas es una glándula larga y plana que se encuentra situada horizontalmente detrás del estómago. La cabeza del páncreas descansa en la parte superior del intestino delgado (duodeno), y su cola llega al bazo.

El páncreas tiene dos funciones principales:

- Produce jugos digestivos y enzimas que ayudan a degradar las grasas, carbohidratos y proteínas (función pancreática exocrina). Los jugos y enzimas son transportados a través de un conducto pequeño que se abre en el duodeno.

- Secreta las hormonas insulina y glucagon en la sangre, junto con somatostatina, otra hormona que ayuda a regular su

Signos y síntomas claves

- Dolor abdominal
- Náusea y vómito
- Fiebre
- Distensión y gas
- Heces sueltas de mal olor, aceitosas o voluminosas
- Pérdida de peso

función. El papel primario de la insulina y el glucagon es regular el metabolismo de los carbohidratos.

Cuando se desarrolla inflamación en el páncreas, estas funciones se desorganizan. La inflamación puede ser aguda o crónica. La mayoría de casos son leves a moderados, pero en 20 por ciento los síntomas pueden ser severos.

Aguda y crónica

La pancreatitis aguda llega súbitamente, cuando las enzimas digestivas producidas en el páncreas se activan, irritando e inflamando los delicados tejidos pancreáticos. Normalmente las enzimas digestivas son transportadas al duodeno, en donde se activan.

Cada año se diagnostican unos 180 000 casos de pancreatitis aguda. El síntoma principal es dolor leve a severo en el abdomen superior que a menudo se irradia a la espalda y pecho. Puede persistir horas o días sin alivio. Beber alcohol o comer puede agravar el dolor. Mucha gente con pancreatitis aguda se sienta y se dobla hacia adelante o adopta una posición fetal, porque estas posiciones parecen aliviar el dolor.

La gente con inflamación severa a menudo se siente y se ve muy enferma, y frecuentemente presenta náusea y vómito. Otros síntomas pueden incluir fiebre alta, dificultad para respirar y moretones abdominales por sangrado interno.

La pancreatitis crónica difiere en que la inflamación se produce con el tiempo, a menudo muchos años. Esta enfermedad generalmente es menos obvia, y en sus etapas tempranas puede ser difícil reconocer sus signos. Unas cuantas personas con pancreatitis crónica no tienen dolor. Otras tienen períodos intermitentes de dolor abdominal leve a moderado. El dolor puede ser intenso y durar varias horas, o puede ser un dolor sordo continuo que dura semanas. Además del dolor, puede presentar náusea y vómito, fiebre, distensión y gas. Beber alcohol o comer pueden agravar los síntomas.

A diferencia de la pancreatitis aguda, que a menudo se resuelve espontáneamente sin complicaciones a largo plazo, la enfermedad crónica generalmente causa daño permanente. Como la inflamación persiste, destruye lentamente tejidos en el páncreas. El órgano tiene menos capacidad para secretar las enzimas y hormonas necesarias para una buena digestión. Esto lleva a mala absorción de nutrientes, particularmente de grasa, causando pérdida de peso y paso de heces que contienen grasa, que son sueltas, malolientes y de aspecto aceitoso. Finalmente las células que producen insulina se deterioran y causan diabetes.

Desafortunadamente los signos de advertencia de mala absorción y diabetes no aparecen a menudo hasta que la inflamación está avanzada.

Dos causas destacan

La pancreatitis puede ocurrir por varias razones, y en algunos casos su causa es desconocida. Las dos causas conocidas más frecuentes son el uso excesivo de alcohol y los cálculos vesiculares.

Alcohol

El uso excesivo de alcohol durante muchos años es una de las causas principales de pancreatitis crónica. El alcohol en exceso puede también causar un ataque agudo. Entre 5 y 15 por ciento de la gente que toma cantidades excesivas de alcohol desarrolla pancreatitis. No se sabe por qué algunas personas desarrollan la enfermedad y la mayoría no. No es claro por qué el alcohol daña el páncreas. Una teoría es que el alcohol en exceso produce "tapones de proteínas" —precursores de pequeños cálculos— que se forman en el páncreas y bloquean partes del conducto pancreático. Otra teoría es que el alcohol daña directamente los tejidos pancreáticos.

Cálculos vesiculares

Aproximadamente la mitad de los pacientes con pancreatitis aguda tiene cálculos vesiculares. Algunas veces estos cálculos migran fuera de la vesícula a través del conducto biliar común que se une al conducto pancreático cerca de la entrada al duodeno. En esta unión, los cálculos vesiculares pueden alojarse en o cerca del conducto pancreático y bloquear el flujo de jugos pancreáticos en el duodeno. Las enzimas digestivas se activan en el páncreas en lugar de activarse en el tracto digestivo, causando pancreatitis aguda.

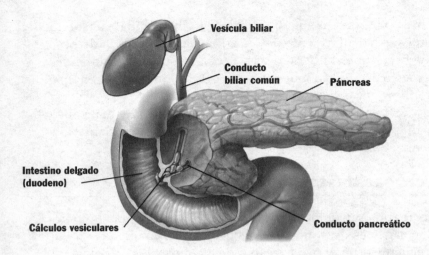

Los cálculos vesiculares que salen de la vesícula biliar y obstruyen el conducto pancreático son una causa frecuente de pancreatitis. Los jugos digestivos producidos por el páncreas son atrapados ahí, inflamando tejidos delicados.

Causas menos frecuentes

Otros trastornos que pueden conducir a pancreatitis aguda incluyen:

- Depósitos de calcio o cálculos que pueden bloquear el conducto pancreático o el conducto biliar común
- Aumento de los niveles de triglicéridos (grasas de la sangre) o de calcio en la sangre (hipercalcemia)
- Anormalidades estructurales del páncreas, traumatismos abdominales o cirugía mayor
- Infección bacteriana o viral

Ocasionalmente una complicación de la pancreatitis aguda puede conducir a pancreatitis crónica. Algunas veces, adultos jóvenes con fibrosis quística y anormalidades genéticas asociadas tienen episodios de pancreatitis crónica. Algunas personas nacen con una forma hereditaria de la enfermedad que puede causar ataques en la infancia o adolescencia.

En aproximadamente 20 por ciento de la gente con pancreatitis crónica, y 10 por ciento de la gente con enfermedad aguda, no hay ninguna causa aparente. Sin embargo, los investigadores sospechan que algunos ataques pueden estar relacionados con cálculos vesiculares demasiado pequeños para identificarse.

Cómo tratar la pancreatitis aguda

Si su médico sospecha pancreatitis aguda, examina su abdomen en busca de dolor a la presión. Se puede analizar también una muestra de sangre en busca de anormalidades que indiquen inflamación aguda:

- Niveles elevados de las enzimas pancreáticas amilasa y lipasa
- Aumento de la cuenta de glóbulos blancos
- Elevación de las enzimas hepáticas y bilirrubina, una sustancia que resulta de la degradación de los glóbulos rojos
- Elevación de azúcar en la sangre (hiperglucemia)
- Niveles bajos de calcio (Los niveles altos de calcio pueden causar pancreatitis, pero los niveles bajos de calcio en la sangre, llamados hipocalcemia, son el resultado.)

Su médico puede solicitar un ultrasonido o tomografía computarizada del abdomen para examinar el páncreas y buscar cálculos vesiculares, un problema en el conducto o destrucción de la glándula. Se pueden practicar también rayos X del abdomen y del tórax para descartar otras causas del dolor.

La pancreatitis aguda severa generalmente requiere permanecer en el hospital. Si tiene complicaciones, puede ingresar a la unidad de cuidados intensivos. El tratamiento se enfoca a controlar el dolor, permitir que el páncreas esté en reposo y restablecer un equilibrio normal de los jugos pancreáticos. Debido a que el páncreas se activa cada vez que usted come, no podrá comer o ingerir líquidos durante varios días. En su lugar usted recibe líquidos y nutrición por vía intravenosa.

Si su ataque es causado por cálculos vesiculares que bloquean el conducto pancreático, su médico puede recomendar un procedimiento para extraer los cálculos. Finalmente puede necesitar cirugía para extirpar la vesícula biliar si los cálculos vesiculares siguen causando problemas (vea capítulo 11, página 139). Si la causa es el alcohol, el tratamiento puede incluir tratamiento para dejar de consumir alcohol.

Los casos leves de pancreatitis aguda generalmente mejoran en tres a siete días, después de los cuales puede comer y tomar líquidos de nuevo. Los casos moderados a severos pueden tardar más tiempo.

Complicaciones de la pancreatitis aguda

Aproximadamente una cuarta parte de los casos de pancreatitis aguda es severa y puede causar complicaciones:

Infección. Un páncreas dañado puede infectarse con bacterias que se diseminan del intestino delgado al páncreas. Los signos de infección incluyen fiebre, cuenta de glóbulos blancos elevada y falla orgánica. Se puede aspirar una muestra de fluido del páncreas en busca de infección bacteriana. Si estas pruebas son positivas, usted recibirá antibióticos. Algunas personas necesitan también cirugía para drenar o remover áreas infectadas del páncreas. Algunas veces son necesarias múltiples operaciones.

Pseudoquistes. Se pueden formar vesículas semejantes a quistes, llamados pseudoquistes, y extenderse más allá del páncreas después de un ataque de pancreatitis aguda. Si el quiste es pequeño, no requiere ningún tratamiento especial. Si es grande, se infecta o sangra, se requiere intervención. Su médico puede drenar el quiste a través de un catéter o puede usted necesitar cirugía para extirpar el quiste.

Absceso. Es una colección de pus cerca del páncreas, que puede desarrollarse cuatro a seis semanas después del inicio de la pancreatitis aguda. El tratamiento implica drenaje del absceso mediante catéter o cirugía.

Cómo tratar la pancreatitis crónica

Para confirmar un diagnóstico de pancreatitis crónica, su médico probablemente tome muestras de sangre y heces. Los análisis de sangre pueden identificar anormalidades asociadas a la pancreatitis crónica y ayudan a descartar inflamación aguda. El análisis de las heces determina el contenido de grasa en las heces. La pancreatitis crónica a menudo causa un exceso de grasa en las heces porque la grasa no se digiere ni se absorbe en el intestino delgado.

Su médico puede solicitar que se practiquen rayos X, ultrasonido o procedimientos endoscópicos en busca de evidencia de un bloqueo en el conducto pancreático o en el conducto biliar común. Si ha perdido usted peso o su médico sospecha un problema de mala absorción, puede practicar una prueba de estimulación. Se inyecta una solución en la sangre para estimular el páncreas. Se determina entonces la capacidad de la glándula para descargar secreciones en el duodeno. Puede usted necesitar pruebas adicionales si su médico está preocupado por la posibilidad de otras enfermedades, como el cáncer pancreático. La pancreatitis crónica lo coloca a usted en riesgo ligeramente mayor de cáncer pancreático.

Los objetivos principales del tratamiento de la pancreatitis crónica son controlar el dolor y tratar los problemas de mala absorción.

Aliviando el dolor

A diferencia de la pancreatitis aguda, en la cual el dolor a menudo desaparece en días o semanas, en la pancreatitis crónica puede persistir. El dolor persistente puede ser el mayor reto de la pancreatitis crónica. Además de los calmantes convencionales del dolor, su médico puede prescribir enzimas pancreáticas. El tratamiento con enzimas actúa aumentando los niveles de las enzimas en el duodeno, que a su vez disminuyen la secreción de enzimas en el páncreas. Se cree que esto disminuye la presión de secreción —y por lo tanto, el dolor— en el páncreas.

Para el dolor severo que no puede controlarse, las opciones de tratamiento incluyen cirugía para extirpar el tejido dañado, procedimientos para bloquear las señales del dolor o ablación química de los nervios que transmiten el dolor.

Tratamiento con enzimas para la mala absorción

Los suplementos de enzimas tomados con cada alimento, como pancrelipasa, pueden tratar los problemas de mala absorción causados por el páncreas. Las tabletas reemplazan las enzimas digestivas que no son secretadas por el páncreas, ayudando a restablecer la digestión normal. Dependiendo de la preparación, puede usted tomar hasta ocho tabletas con el alimento: dos tabletas después de empezar a comer, cuatro durante la comida y dos después de comer. También puede necesitar tomar tabletas con los bocadillos.

Tratando la diabetes

La pancreatitis crónica puede causar diabetes en algunas personas. El tratamiento implica generalmente mantener una dieta saludable y ejercicio regular. Algunas personas necesitan también inyecciones de insulina. Su médico hablará con usted respecto a la forma de manejar su diabetes, reconocer los síntomas del aumento o disminución del azúcar y prevenir las complicaciones.

Cómo manejar la pancreatitis

La gente con pancreatitis crónica a menudo tiene síntomas durante toda la vida, como dolor y mala absorción de ciertos nutrientes. Por otro lado, la mayoría de las personas con pancreatitis aguda se recupera completamente. Pero incluso si no tiene usted síntomas persistentes, es importante que tome medidas para mantener su páncreas lo más sano posible:

Evite el alcohol. Si no puede usted dejar de consumir alcohol voluntariamente, obtenga tratamiento para alcoholismo. Abstenerse del alcohol puede no reducir el dolor, pero reduce el riesgo de morir por la enfermedad. En un estudio, la mitad de la gente con pancreatitis crónica que continuó consumiendo alcohol murió en los cinco años siguientes.

Tome comidas más pequeñas. Mientras más alimentos consuma en una comida, mayor cantidad de jugos digestivos debe producir el páncreas. En lugar de comidas abundantes, consuma comidas más pequeñas y más frecuentes.

Limite la grasa en la alimentación. Esto ayuda a reducir las heces sueltas y aceitosas que se generan cuando el intestino delgado no puede absorber la grasa. Discuta con su médico o una dietista cuánta grasa puede comer diariamente para prevenir complicaciones debidas a demasiado poca grasa en la alimentación.

Siga una dieta rica en carbohidratos. Los carbohidratos proporcionan energía para ayudar a combatir la fatiga. Se encuentran en alimentos hechos con almidón (carbohidratos complejos) o azúcar (carbohidratos simples). Por lo menos 55 a 65 por ciento de las calorías diarias debe provenir de los carbohidratos. Trate de obtener la mayoría de estas calorías de carbohidratos complejos que se encuentran en granos, vegetales y legumbres.

Encuentre formas seguras para controlar el dolor. Hable con su médico sobre las opciones para controlar el dolor, incluyendo los beneficios y riesgos de los calmantes para el dolor de prescripción o que se pueden obtener sin receta. Aun cuando a menudo eficaces, estas medicinas tienen efectos secundarios, incluyendo dependencia y problemas del estómago.

Piense positivamente. Los efectos de la pancreatitis pueden permanecer durante años. Sin embargo, trabajando estrechamente con su médico, y valorando y cambiando sus hábitos diarios, la probabilidad de manejar con éxito su enfermedad es mucho mayor.

Capítulo 13

Enfermedades del hígado

Mucha gente no asocia los problemas digestivos con el hígado. Pero algunas veces la falta de apetito, la pérdida de peso y la náusea se originan en un trastorno del hígado en lugar de un problema estomacal o intestinal.

El hígado es un órgano complejo con muchas funciones. Una función es procesar (metabolizar) los nutrientes absorbidos por el intestino delgado, convirtiéndolos en formas que su cuerpo pueda utilizar. Otra función del hígado es filtrar los desechos y toxinas de la sangre. Si su hígado no funciona adecuadamente, su cuerpo puede no estar recibiendo los nutrientes que necesita, lo que lleva a pérdida de peso y fatiga. La acumulación de desechos y toxinas en la sangre puede conferir una coloración amarilla a la piel y ojos (ictericia), falta de apetito, náusea y, algunas veces, vómito.

En este capítulo discutimos enfermedades hepáticas frecuentes que pueden afectar la digestión.

Hepatitis

La enfermedad hepática más frecuente que afecta el sistema digestivo es la hepatitis o inflamación del hígado. Existen varias formas de hepatitis:

Hepatitis inducida por alcohol o drogas. Ésta es la forma más frecuente de hepatitis que ocurre en gente que consume alcohol en exceso o toma ciertos medicamentos. La inflamación se origina en las sustancias químicas tóxicas que su cuerpo produce al degradar el alcohol y los medicamentos. Con el tiempo, estas sustancias químicas pueden dañar las células del hígado e interferir con la capacidad del hígado para llevar a cabo su trabajo.

Aproximadamente 10 a 35 por ciento de los que consumen alcohol en exceso desarrolla hepatitis alcohólica. Las medicinas que con mayor frecuencia causan hepatitis inducida por medicamentos son calmantes para el dolor que pueden obtenerse sin receta, especialmente si los medicamentos se toman frecuentemente o se combinan con alcohol. Los calmantes para el dolor que pueden obtenerse sin receta incluyen acetaminofén y los antiinflamatorios no esteroides (AINE), como aspirina, ibuprofén, naproxén y ketoprofén.

> ## Signos y síntomas claves
>
> - Fatiga
> - Falta de apetito
> - Náusea
> - Pérdida de peso sin explicación
> - Color amarillo de la piel y de los ojos (ictericia)

Los medicamentos de prescripción pueden también producir problemas hepáticos, incluyendo hepatitis. En la mayoría, los siguientes medicamentos no causan ningún problema. Pero en algunas personas con enfermedad hepática o con otros problemas de salud pueden ser perjudiciales:

- Ácido valproico, un medicamento anticonvulsivo
- Metotrexato, un medicamento para el cáncer que también se usa para tratar psoriasis y artritis reumatoide
- La familia de medicamentos "estatinas" para el colesterol, incluyendo atorvastatina, lovastatina, pravastatina y simvastatina
- Ciertos fármacos para la presión arterial alta, incluyendo bloqueadores de los canales del calcio e inhibidores de la enzima convertidora de la angiotensina (ECA)
- Ciertos antibióticos
- Algunos medicamentos para la diabetes

Hepatitis A. Esta forma altamente contagiosa de hepatitis se transmite por agua o alimentos contaminados con heces de alguien con hepatitis A. Se calcula que aproximadamente uno de cada tres estadounidenses ha sido infectado con este virus en algún momento. Al rastrear un brote de hepatitis A en Estados Unidos se determinó que fue por unas fresas, que pudieron contaminarse por el agua de riego o por un trabajador infectado que no se lavó las manos adecuadamente antes de manejar las fresas. La hepatitis A es la forma de hepatitis que puede encontrar con mayor frecuencia durante un viaje internacional. Generalmente se resuelve espontáneamente sin tratamiento. En unos cuantos casos, especialmente en adultos de edad avanzada, la hepatitis A puede causar síntomas severos que requieren tratamiento médico y tal vez hospitalización. En casos raros, puede ser mortal.

Hepatitis B. Este virus es también altamente contagioso. Se encuentra en la sangre, semen y saliva y puede sobrevivir siete días o más fuera del cuerpo. Se transmite con mayor frecuencia por contacto sexual, jeringas y agujas contaminadas —incluyendo las utilizadas para perforaciones en el cuerpo o tatuajes— y productos de sangre. La gente con mayor riesgo de la enfermedad son los usuarios de drogas ilícitas, los que practican sexo sin protección, los prisioneros y el personal del hospital expuesto a la sangre y a los productos de la sangre. Más de 1.2 millones de estadounidenses tienen hepatitis B. Cada año se diagnostican 250 000 casos nuevos. A nivel mundial, unos 350 millones de personas tienen hepatitis B, siendo la gran mayoría hombres.

Hepatitis C. Es la causa más frecuente de hepatitis viral en Estados Unidos. Se transmite por la sangre, productos de la sangre y agujas contaminadas. Los usuarios de drogas ilícitas intravenosas o intranasales que comparten el equipo necesario constituyen aproximadamente 60 por ciento de nuevas infecciones. La gente que recibió transfusiones de sangre antes de 1992 tiene también riesgo aumentado de hepatitis C. En 1992 los bancos de sangre empezaron a practicar escrutinio del virus. Debido a que esta forma de hepatitis puede tardar décadas en progresar, no es claro todavía cuántas de las casi 300 000 personas transfundidas antes de 1992 pueden estar infectadas. En contra del mito popular, la hepatitis C no se transmite por la lactancia materna, abrazos, estornudos, tos, consumo de agua o alimentos que contienen el virus, contacto casual o compartir utensilios de alimentos y bebidas.

En Estados Unidos más de 2.7 millones de personas tienen hepatitis C. Aproximadamente una de cada cinco personas en que se practican pruebas en salas de emergencias de zonas urbanas de pocos recursos está infectada con el virus, al igual que uno de cada tres prisioneros. Treinta por ciento de la gente con hepatitis C tiene cicatrices en el hígado (cirrosis). La hepatitis C es también la razón principal de los trasplantes de hígado. Cada año, más de 10 000 personas mueren por insuficiencia hepática originada en la hepatitis C. El Centro de Control y Prevención de Enfermedades espera que el número de muertes se triplique en los siguientes 10 a 20 años.

Escrutinio de la hepatitis C

Una prueba simple de escrutinio puede detectar anticuerpos contra la hepatitis C en la sangre, identificando a menudo la enfermedad antes que se desarrollen síntomas y que ocurra daño hepático severo. Debe usted practicarse escrutinio si:

- Está usando o ha usado drogas ilícitas intravenosas o intranasales (incluso una vez)
- Recibió una transfusión de sangre antes de 1992
- Recibió un trasplante de órganos antes de 1992
- Recibió factores de coagulación antes de 1987
- Ha estado expuesto accidentalmente a la sangre de otros
- Se encuentra en hemodiálisis (o ha estado en el pasado)
- Tiene hemofilia
- Ha tenido relaciones sexuales o ha compartido rastrillos, cepillos de dientes o cortaúñas con alguien que tiene hepatitis C

Hepatitis D. Para adquirir este virus transmisible por la sangre se debe haber tenido hepatitis B. El virus de la hepatitis D sobrevive y se replica adhiriéndose al virus de hepatitis B. La hepatitis D no es frecuente en Estados Unidos, excepto entre usuarios de drogas ilícitas.

Hepatitis E. Un virus similar a la hepatitis A transmitido por alimentos. Este virus es prevalente en Asia y América del Sur. La mayoría de casos de hepatitis E reportados en Estados Unidos ha sido en personas que han viajado a partes del mundo en donde el virus es frecuente.

Hepatitis autoinmune. Esta forma de hepatitis es más frecuente en las mujeres que en los hombres, ocurriendo típicamente entre los 15 y 40 años de edad. Se cree que la enfermedad es resultado de un "factor precipitante" que hace que el sistema inmune ataque a las células del hígado. Los factores precipitantes sospechosos incluyen el virus del sarampión, el virus de Epstein-Barr, que causa mononucleosis, y algunas formas de hepatitis viral.

Esteatohepatitis no alcohólica (EHNA). En este trastorno su hígado contiene depósitos excesivos de grasa, como en la hepatitis inducida por alcohol. Pero el trastorno no es causado por abuso de alcohol.

La EHNA ocurre con mayor frecuencia en personas obesas o que tienen diabetes, niveles altos de colesterol o problemas tiroideos. También puede ocurrir en personas que reciben esteroides y en personas desnutridas. La EHNA está siendo reconocida cada vez más como una causa frecuente de anormalidades en los resultados de las pruebas hepáticas.

Hepatitis aguda y crónica

Los síntomas de la hepatitis pueden durar poco tiempo y desaparecer (hepatitis aguda), o pueden durar toda la vida (hepatitis crónica).

Hepatitis aguda. La hepatitis aguda causa generalmente poco o ningún daño al hígado. Puede desarrollarse súbita o gradualmente, pero generalmente desaparece en seis meses o menos. Al superar las defensas de su cuerpo al virus, la inflamación del hígado y los síntomas asociados disminuyen y desaparecen. La hepatitis A y E son formas agudas. La hepatitis B es también aguda, pero en algunos casos la inflamación puede volverse crónica. Los infantes que nacen con hepatitis B generalmente tienen enfermedad crónica.

Hepatitis crónica. En este trastorno, el hígado permanece inflamado, aun cuando no tenga usted síntomas. Algunas personas tienen hepatitis durante más de 20 años sin darse cuenta. Con el tiempo, la inflamación puede causar cicatrices en el hígado (cirrosis), que eventualmente conducen a insuficiencia hepática. La gente con hepatitis crónica tiene también riesgo aumentado de cáncer hepático.

La mayoría de formas de hepatitis C es crónica. La hepatitis C puede empezar como una infección aguda, pero la enfermedad a menudo se vuelve crónica. La hepatitis C es responsable de más de la mitad de los casos crónicos de hepatitis viral. Se considera una amenaza mayor para la salud porque la gente que tiene la enfermedad durante años sin saberlo puede transmitir la enfermedad a otros. La hepatitis crónica puede seguir diferentes caminos. Puede progresar muy lentamente y dañar sólo una porción limitada del hígado, o puede progresar rápidamente, causando daño extenso al hígado.

Cómo diagnosticar la hepatitis

Debido a que la hepatitis a menudo difiere de persona a persona, no hay signos de advertencia comunes de la enfermedad. Si su médico sospecha que sus síntomas pueden estar relacionados con hepatitis, empieza por formularle preguntas respecto a su salud y estilo de vida: ¿Le transfundieron sangre antes de 1992? ¿Ha estado recientemente en el extranjero? ¿Ha tenido relaciones sexuales no protegidas o usa drogas ilícitas?

Una exploración física es generalmente el paso siguiente. Su médico siente (palpa) su abdomen superior en busca de un hígado crecido, encogido o endurecido. También busca otros signos de enfermedad hepática: hinchazón del abdomen, piernas y tobillos, y coloración amarilla de la piel y ojos (ictericia). Además de la exploración, toma muestras de sangre. (En la gente que no tiene síntomas, una donación rutinaria de sangre o análisis de sangre por algún otro trastorno es a menudo la forma en que se detecta la enfermedad.)

Los análisis de sangre para enfermedad hepática, llamados pruebas de función hepática, pueden identificar cuatro tipos de anormalidades:

Daño de las células hepáticas. Si las células hepáticas están inflamadas o dañadas, las enzimas que normalmente se encuentran en estas células salen a la circulación. Dos pruebas que determinan los niveles elevados de enzimas son las pruebas para alanina aminotrasferasa (ALT) y aspartato aminotrasferasa (AST).

Disminución de la función hepática. Cuando su hígado está alterado, generalmente debido a daño hepático severo, no es capaz de producir la cantidad de proteína (albúmina) que produce normalmente, o proporcionar ciertos factores de coagulación de la sangre (protrombina). El nivel de albúmina y el tiempo de protrombina (TP) miden estas funciones.

Aumento de los niveles de fosfatasa alcalina hepática (FA). Esta enzima se produce en las células localizadas en los conductos biliares del hígado. El nivel puede aumentar en la hepatitis, especialmente cuando los conductos biliares están obstruidos.

Aumento de bilirrubina. La bilirrubina es una sustancia que resulta de la degradación de los glóbulos rojos. Si su hígado no está removiendo normalmente la bilirrubina, niveles elevados circulan en su sangre. Esta prueba es simplemente llamada prueba de bilirrubina.

La sangre proporciona a menudo suficiente información para establecer el diagnóstico de hepatitis. Sin embargo, su médico puede querer tomar muestras de tejido (biopsias) del hígado para examinarlas. Estas biopsias pueden ayudar a identificar el tipo específico de hepatitis que usted tiene. También indican la severidad de la inflamación y el grado de cualquier daño permanente del hígado.

Cómo se trata la hepatitis

El tratamiento depende del tipo de hepatitis. Si usted tiene hepatitis A, probablemente no necesita ninguna medicina. Sin embargo, puede requerir hospitalización si está embarazada, si es de edad avanzada, si está deshidratado o si tiene otros problemas de salud. En casos raros, cuando la hepatitis A lleva a insuficiencia hepática, puede ser necesario un trasplante hepático.

El tratamiento de otras formas de hepatitis está todavía en evolución. Debido a que no se dispone todavía de medicamentos para curar la hepatitis, los objetivos primarios de los cuidados médicos son aliviar los síntomas y prevenir las cicatrices (cirrosis) del hígado. Para las formas virales de hepatitis, otro objetivo importante es reducir la cantidad de virus en los líquidos corporales (niveles virales).

Su tratamiento puede incluir:

Corticoesteroides. Los esteroides reducen la inflamación del hígado suprimiendo el sistema inmune. Estos medicamentos son más eficaces para la hepatitis crónica autoinmune, aliviando los síntomas (remisión) en 80 por ciento de las personas que los reciben. Los esteroides no se prescriben para formas virales de hepatitis porque al suprimir el sistema inmune se favorece la multiplicación más rápida del virus.

Los dos esteroides más frecuentemente utilizados son prednisona y prednisolona. Los efectos secundarios de estos medicamentos incluyen aumento de peso, problemas de la piel, aumento de la presión arterial, diabetes, cataratas, infección, osteoporosis y cara de luna llena. Una vez que la enfermedad está en remisión, su médico puede reducir gradualmente la dosis a la más baja posible para evitar o disminuir los efectos secundarios.

Interferón. El interferón es una proteína natural que inhibe la replicación de los virus. Las personas con hepatitis B o C no son capaces de producir suficiente interferón para contener el virus de la hepatitis. Para incrementar los niveles de interferón se inyectan formas sintéticas.

Los preparados de interferón —interferón alfa-2b, interferón alfa-2a e interferón alfacón-1— son actualmente el mejor tratamiento para la hepatitis B y C. Los medicamentos son más eficaces cuando se administran en las etapas tempranas de la hepatitis. Aun cuando el interferón puede disminuir los niveles virales, rara vez es posible eliminar completamente el virus de la hepatitis. En algunas personas, el fármaco convierte al virus de activo en inactivo, y puede producir una remisión significativa. Sin embargo, en casi todos los casos el virus recidiva y requiere tratamiento adicional.

Debido a sus efectos secundarios, el interferón no se recomienda en personas con antecedentes de depresión mayor, hipertiroidismo, cuenta de células sanguíneas baja, enfermedad autoinmune, o que abusan del alcohol o las drogas. Los efectos secundarios incluyen síntomas semejantes a influenza, fatiga, depresión y disminución de los glóbulos blancos y las plaquetas.

Para aumentar su eficacia, el interferón puede combinarse con el medicamento antiviral oral ribavirina.

Lamivudina. Interfiere también con la capacidad de reproducirse del virus de la hepatitis. Inicialmente es a menudo bastante eficaz para reducir la inflamación del hígado y los niveles virales asociados a la hepatitis B. Pero con el tiempo, el virus puede volverse resistente. Originalmente aprobada para tratamiento del SIDA, la lamivudina tiene también aprobación de la Administración de Alimentos y Medicamentos para el tratamiento de la hepatitis B. El medicamento, tomado en forma de tableta, parece bien tolerado por la mayoría. Los efectos secundarios más frecuentes son fatiga, dolor de cabeza e infecciones de los oídos, nariz y garganta. La investigación de este medicamento continúa.

Trasplante hepático. Cuando el daño hepático es extenso y los medicamentos ya no son útiles, su médico puede discutir la posibilidad de un trasplante hepático. Actualmente la hepatitis C representa el 30% del total de trasplantes. Si usted tiene hepatitis C o B, hay probabilidades de que el virus de la hepatitis se repita en su nuevo hígado. Las inyecciones de inmunoglobulina y las medicinas pueden reducir el riesgo de recurrencia.

Cómo vivir con la hepatitis

Una vez que usted tiene hepatitis, el riesgo de desarrollar otra forma aumenta. Por lo tanto, es importante estar lo más sano posible para evitar exponerse a riesgos adicionales de hepatitis. Debido a que la hepatitis tiene varias causas diferentes, los autocuidados varían. Pero los siguientes cambios en el estilo de vida generalmente se aplican a todas las formas:

Descanse. Si tiene hepatitis aguda, obtenga el descanso adecuado, beba muchos líquidos e ingiera una dieta alta en calorías. Esto lo ayudará a reforzar su sistema inmune para que pueda combatir el virus.

Evite el alcohol. El alcohol puede agravar la inflamación y la progresión rápida de la cirrosis y la enfermedad hepática.

Use los medicamentos con cuidado. Muchos medicamentos pueden afectar el hígado, especialmente si se toman constantemente.

Además, si su hígado no está funcionando adecuadamente, puede no ser capaz de remover los desechos tóxicos producidos por los medicamentos. Tome sólo medicamentos, incluyendo los que se pueden obtener sin receta, que usted haya consultado con su médico.

Mantenga un estilo de vida saludable. Esto incluye consumir una dieta saludable y practicar ejercicio adecuado (vea capítulo 2). Además de mejorar su salud física, la buena nutrición y el ejercicio pueden ayudar a superar la depresión, un trastorno frecuente en las personas con hepatitis.

Cómo prevenir la hepatitis

Estas precauciones pueden ayudarle a evitar las formas virales de hepatitis:

Inmunizaciones. Hay vacunas eficaces para prevenir la hepatitis A y B. Dependiendo del tipo de vacuna utilizado, una serie de dos o tres inyecciones ofrece aproximadamente 20 años de protección de la hepatitis A. Una serie de tres o cuatro inyecciones lo protege por lo menos 10 años de la hepatitis B.

Preparación del alimento. Siga estos hábitos seguros en el manejo de alimentos:

- Siempre lave las frutas y vegetales.
- Cocine los alimentos completamente. El congelamiento no destruye el virus.
- Cuando visite países en vías de desarrollo, use sólo agua embotellada para beber, cocinar y lavarse los dientes, o agua hervida durante 10 minutos por lo menos.

Precauciones en el lugar de trabajo. En sitios de atención de la salud siga los procedimientos de control de infecciones, incluyendo lavarse las manos y usar guantes. En sitios de cuidados para los niños, lávese las manos completamente después de cambiar o manejar pañales.

Otras precauciones. Practique estos buenos hábitos de salud:

- Prácticas sexuales seguras. Si tiene relaciones sexuales con múltiples parejas, use un condón de látex en cada contacto sexual.
- No comparta jeringas.
- Si está en acupuntura, asegúrese que las agujas hayan sido esterilizadas.
- Evite perforaciones en el cuerpo y tatuajes.
- No comparta cepillos de dientes, rastrillos u otros objetos que pueden estar en contacto con la sangre.

Hemocromatosis

La hemocromatosis es una anormalidad genética que hace que el intestino absorba demasiado hierro, llamado a menudo sobrecarga de hierro. El hierro adicional entra a la sangre y se acumula en ciertos órganos, principalmente en el hígado. Si no se trata, la hemocromatosis puede dañar el órgano, producir diabetes y oscurecer la piel (algunas veces llamada "diabetes bronceada"). Las buenas noticias son que a diferencia de la hepatitis, la hemocromatosis se trata fácilmente. Si se identifica tempranamente, generalmente no causa daño permanente.

Signos y síntomas claves

- Fatiga
- Dolores articulares
- Impotencia o pérdida del impulso sexual
- Aumento de pigmentación de la piel ("bronceado")
- Aumento de la sed y de la orina

Error en un gen

En casos raros, la sobrecarga de hierro puede originarse en transfusiones de sangre repetidas o el consumo excesivo de hierro en la alimentación. En la mayoría de los casos, la causa de la enfermedad es el error en un gen, llamado gen HFE, descubierto en 1996. La forma precisa en que el gen causa la sobrecarga de hierro se desconoce. Los investigadores especulan que tiene la huella genética de una proteína defectuosa que hace que el intestino absorba hierro en exceso.

Los investigadores calculan que aproximadamente uno de cada 10 estadounidenses tienen error en el gen HFE, sobre todo los estadounidenses con ascendencia del norte de Europa. Los "portadores" del gen con una sola copia anormal generalmente no tienen problemas de sobrecarga de hierro. Son los que tienen las dos copias anormales del gen los que desarrollan generalmente la hemocromatosis. Aproximadamente uno de cada 200 a uno de cada 400 estadounidenses tienen dos copias anormales, generalmente heredadas de un gen anormal de cada uno de los padres.

Cómo identificar el problema

Un análisis de sangre llamado prueba de saturación de la transferrina es generalmente el primer paso en el diagnóstico de la hemocromatosis. Si la prueba muestra que usted tiene demasiado hierro en la sangre, su médico puede ordenar análisis de sangre adicionales para determinar la cantidad de hierro y valorar la salud del hígado. Éstos pueden incluir una prueba genética para ver si tiene dos copias anormales del gen HFE. Para determinar la extensión de la enfermedad, su médico puede recomendar una biopsia hepática.

Mucha gente vive con niveles altos de hierro durante años, y desafortunadamente cuando se diagnostica la hemocromatosis tiene ya cierto daño en el hígado. Este trastorno a menudo no se diagnostica en mujeres premenopáusicas durante más largo tiempo porque pierden sangre cada mes en la menstruación. Sus niveles de hierro disminuyen, retrasando los síntomas. El tiempo promedio del inicio de los síntomas al diagnóstico de hemocromatosis es de cinco a ocho años.

¿Debe usted practicarse escrutinio?

Algunos expertos, incluyendo especialistas del hígado de la Clínica Mayo, recomiendan que en todos los adultos se practique una prueba de saturación de transferrina por lo menos una vez en la vida —de preferencia cuando son adultos jóvenes— para determinar el nivel de hierro en su sangre. El escrutinio para la hemocromatosis generalmente no está incluido en los análisis de sangre de rutina. Por lo tanto, si usted quiere que se le practique la prueba, debe solicitarla.

Los expertos no recomiendan el escrutinio con la prueba genética en todos los adultos porque la prueba es costosa y todavía no es claro cuánta gente con este defecto genético tiene sobrecarga de hierro. Sin embargo, si usted tiene un pariente cercano con hemocromatosis, como un hermano, hermana o uno de sus padres, puede usted querer una prueba genética para estar seguro que no tiene riesgo. Si usted tiene dos copias anormales del gen HFE, pero todavía no se han desarrollado complicaciones de la enfermedad, usted y su médico pueden tomar las medidas necesarias para prevenir problemas futuros. El método principal para prevenir la sobrecarga de hierro es la extracción de sangre (flebotomía).

Sangría para extraer hierro

El tratamiento de la hemocromatosis implica extraer el exceso de hierro de la sangre. Usted necesita extracciones regulares de sangre, llamadas sangrías o flebotomías. Se extraen aproximadamente 500 ml de sangre una vez por semana de una vena del brazo, en la misma forma en que usted dona sangre. Esto continúa hasta que el nivel de hierro regresa a lo normal.

Su organismo contiene normalmente 1.5 a 2 gramos de hierro almacenado. Las personas con hemocromatosis pueden tener hasta 40 gramos. Cada vez que se extrae sangre se remueven sólo aproximadamente 250 miligramos de hierro, por lo que puede requerir varios meses a varios años remover todo el exceso de hierro. Después de alcanzar un nivel de hierro normal, la mayoría necesita que se siga extrayendo sangre cuatro a ocho veces al año el resto de su vida para evitar que el hierro se acumule.

Si la enfermedad le ha dañado el hígado u otros órganos, necesita también tratamiento para prevenir un mayor daño. Éste puede incluir medicinas o cirugía.

Reduzca el hierro en la alimentación

No es necesario o aconsejable eliminar todo el hierro de la alimentación, pero es conveniente evitar consumir más de la cantidad diaria recomendada, 18 miligramos. Los productos más ricos en hierro son los suplementos de hierro y las multivitaminas. Su médico puede recomendarle evitarlos.

Además de reducir el consumo de hierro, es conveniente también evitar el alcohol y limitar el consumo excesivo de vitamina C. El alcohol

---

Otras enfermedades hepáticas hereditarias

Otros dos trastornos hepáticos hereditarios pueden afectar la digestión. Sin embargo, ambos son raros.

Enfermedad de Wilson. En este trastorno, su organismo acumula cantidades excesivas de cobre, lo que lleva a daño de órganos. Como la hemocromatosis, la enfermedad de Wilson se origina en un error en un gen. Casi todos los que tienen esta enfermedad presentan síntomas hacia los 40 años de edad, que pueden incluir dolor al palpar el hígado, pérdida de peso, fatiga, ictericia leve y problemas neurológicos. Si se detecta tempranamente, la enfermedad de Wilson es tratable con medicamentos que remueven el exceso de cobre de su organismo.

Deficiencia de alfa-1-antitripsina. Este trastorno resulta de un defecto genético que hace que su organismo produzca formas anormales de la proteína alfa-1-antitripsina, un inhibidor enzimático. La deficiencia puede conducir a enfermedad pulmonar y hepática. El único tratamiento para detener el daño en el hígado es un trasplante hepático.

agrava la enfermedad del hígado. La vitamina C facilita la absorción de hierro. Consumir cantidades excesivas de vitamina C puede incrementar el nivel de hierro.

Cirrosis

Casi cualquier enfermedad hepática crónica puede llevar a cirrosis, un trastorno en el cual se forma tejido de cicatrización en el hígado que no lo deja funcionar normalmente. Con mayor frecuencia la cirrosis es resultado de la inflamación crónica del hígado causada por el consumo excesivo de alcohol o hepatitis viral. La cirrosis puede ser también resultado de la hemocromatosis, la enfermedad de Wilson o la deficiencia de alfa-1-antitripsina.

Signos y síntomas claves

- Falta de apetito
- Pérdida de peso
- Debilidad y fatiga
- Hinchazón abdominal
- Coloración amarilla de la piel y ojos (ictericia)

Otras causas de cirrosis incluyen:

Cirrosis biliar primaria. Los pequeños conductos biliares del hígado se inflaman y se forman cicatrices por razones desconocidas. La cirrosis biliar primaria ocurre más a menudo en mujeres que en hombres, generalmente entre los 35 y 60 años de edad. Las complicaciones de la enfermedad pueden incluir articulaciones inflamadas, osteoporosis por pérdida de calcio y síndrome de Sicca, un trastorno en el cual las glándulas lagrimales y salivales no producen suficiente lubricación. Algunas personas con la enfermedad nunca desarrollan síntomas y llevan una vida normal.

Colangitis esclerosante primaria. En este trastorno, que puede originarse en un trastorno autoinmune, las paredes de los conductos

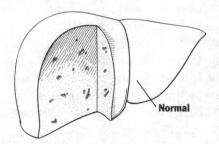
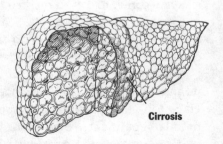

Normal

Cirrosis

El hígado normal (izquierda), en un corte transversal, no muestra signos de cicatrización. El hígado cirrótico (derecha) muestra cicatrización extensa.

biliares dentro y fuera del hígado se hacen más gruesas y se endurecen. Un 70 por ciento de la gente con esta enfermedad son hombres, y muchos de ellos tienen también enfermedad inflamatoria intestinal.

Cómo identificar la cirrosis

Un hígado aumentado de tamaño y de consistencia puede indicar lesión hepática. Sin embargo, al avanzar la cirrosis, el hígado empieza a disminuir de tamaño. La hinchazón del abdomen por acumulación de líquido puede ser otro signo de advertencia de la enfermedad. Sin embargo, con mayor frecuencia la primera sospecha de cirrosis es después de que los análisis de sangre indican que el hígado no está funcionando adecuadamente.

Para determinar la extensión de su enfermedad, su médico puede desear ver imágenes del hígado mediante ultrasonido, tomografía computarizada (TC) o resonancia magnética (RM). Además, puede usted necesitar una biopsia del hígado. Igual que en otras enfermedades hepáticas, una biopsia es la única forma de diagnosticar definitivamente la cirrosis. También puede revelar la causa y extensión del daño hepático.

Haga más lenta la progresión de la enfermedad

No hay curación para la cirrosis, y el daño es irreversible. Sin embargo, la enfermedad a menudo progresa lentamente y hay cosas que puede hacer para reducir el daño hepático:

Deje de consumir alcohol. El alcohol se degrada en varias sustancias químicas, algunas de las cuales son tóxicas para el hígado. Si tiene usted cirrosis, evitando el alcohol puede aumentar su tiempo de supervivencia.

Limite los medicamentos. Debido a que el hígado dañado no es capaz de destoxificar y eliminar los medicamentos normalmente de su sistema, comente con su médico todos los medicamentos, incluyendo los que puede obtener sin receta. Sea especialmente cuidadoso en no combinar el calmante para el dolor acetaminofén o ningún otro analgésico con alcohol, incluso si toma únicamente la dosis diaria recomendada.

Evite a la gente que está enferma. Cuando su hígado está dañado, no puede combatir las infecciones tan fácilmente como la gente sana. Haga todo lo razonablemente posible para evitar enfermarse. Vacúnese para la hepatitis A y B, influenza y neumonía neumocócica.

Consuma bastantes frutas y vegetales frescos y granos enteros. Estos alimentos son ricos en nutrientes, incluyendo vitaminas A, C y E.

La cirrosis tiende a agotar estas importantes vitaminas. Su médico puede también prescribir suplementos de vitamina K, A y D porque su organismo puede no estar recibiendo una cantidad adecuada. Sin embargo, no tome ningún suplemento vitamínico sin la recomendación de su médico.

Limite la sal. El sodio de la sal hace que algunas personas retengan líquido. También lo hace la cirrosis. Limitando la sal puede ayudar a disminuir la acumulación de líquido.

Vigile las proteínas de la alimentación. Raras veces es necesario limitar las proteínas de la alimentación, pero es importante que no consuma cantidades excesivas. Si su cirrosis es avanzada, el exceso de proteínas puede producir un trastorno llamado encefalopatía hepática. Es una alteración de su estado mental que ocurre cuando el hígado no es capaz de remover algunos elementos tóxicos de la sangre, como el amonio de las proteínas. Estas toxinas pueden afectar su cerebro, produciendo cambios de personalidad, confusión mental, somnolencia y temblor.

Trasplante hepático para la cirrosis

Un trasplante hepático se considera generalmente cuando la enfermedad ha avanzado hasta el punto en que el hígado no puede funcionar. La tasa de éxito del trasplante hepático sigue mejorando, y más de 90 por ciento de las personas que reciben trasplantes está vivo todavía un año después. El problema es que hay más gente que necesita trasplantes hepáticos que donadores disponibles. Además, cuando la cirrosis está relacionada con la hepatitis viral, existe la posibilidad de que la enfermedad se repita en el nuevo hígado.

Los investigadores están estudiando alternativas al trasplante hepático tradicional que un día puedan permitir a más personas recibir tratamiento que salve su vida. En un procedimiento, una porción de hígado sano (60 por ciento) es extirpada de un donador vivo, generalmente un pariente o amigo. El hígado que está fallando en la persona con cirrosis es extirpado y reemplazado con el hígado sano. Debido a que el tejido hepático se regenera naturalmente, en unas semanas o meses el hígado debe regresar a su tamaño normal, tanto en el donador como en el receptor.

Cómo se tratan las complicaciones

El tratamiento médico de la cirrosis varía de acuerdo a su causa y síntomas. El enfoque principal de los cuidados médicos es a menudo tratar las complicaciones:

Tratamientos para prevenir sangrado interno. La cirrosis puede hacer más lento o bloquear el movimiento de la sangre a través del hígado, llevando a la formación de venas pequeñas, tortuosas, con paredes delgadas. Estos vasos sanguíneos (várices) ocurren más frecuentemente en el estómago o esófago. Debido a que las paredes de los vasos están sujetas a alta presión, no es raro que sangren. Dos terceras partes de las personas con cirrosis presentan sangrado interno. En un intento por detener el sangrado interno, su médico puede recomendar un medicamento para disminuir la presión dentro de las várices, o un procedimiento para evitar que la sangre fluya dentro de ellas.

Tratamiento para reducir la retención de líquido. Los diuréticos ayudan a reducir la acumulación excesiva de líquido abdominal. Para reducir la retención de líquido, su médico puede pedirle que evite la sal.

Algunas veces el líquido abdominal puede infectarse, causando dolor y fiebre. Si ocurre esto, su médico puede insertar un catéter en su abdomen para extraer una muestra de líquido para identificar el microorganismo infectante y prescribir el antibiótico apropiado.

Medicamentos para reducir la comezón. La colestiramina y la rifampicina se prescriben a menudo para reducir la comezón causada por toxinas (ácidos biliares) en la sangre.

Tratamiento para la encefalopatía hepática. La lactulosa puede ayudar a disminuir los niveles de amonio de la sangre. Su médico puede recomendar también un antibiótico para reducir el nivel de bacterias que producen amonio en el intestino.

Capítulo 14

Cáncer

Cuando se presentan problemas digestivos, lo que la gente a menudo más teme es el cáncer. Aun cuando el cáncer no es la causa en la mayoría de los casos, algunas veces sí lo es. Síntomas como sangrado, dificultad para deglutir, pérdida de peso sin explicación y un cambio en los hábitos intestinales pueden ser signos de advertencia de cáncer gastrointestinal. El cáncer del colon y recto (cáncer colorrectal) es el cáncer digestivo más frecuente y es la segunda causa de muerte por cáncer tanto en hombres como en mujeres (vea página 169).

Cuando se detecta y trata tempranamente, el cáncer digestivo a menudo es altamente curable. El problema es que estos cánceres pueden producir síntomas tan vagos que la enfermedad a menudo no se diagnostica hasta que alcanza una etapa avanzada. Además, mucha gente no aprovecha las pruebas de escrutinio para ayudar a prevenir el cáncer colorrectal o detectarlo tempranamente.

Cómo se desarrolla el cáncer

Expresado simplemente, el cáncer es una aglomeración de células anormales. Al crecer las células forman pequeños nódulos (tumores) que pueden presionar los nervios, bloquear las arterias, sangrar, obstruir el intestino o interferir con el funcionamiento de órganos vitales. Algunos cánceres son de crecimiento lento y tardan años en poner en peligro la vida. Otros son de crecimiento rápido.

Nadie sabe con certeza cómo una célula normal se convierte en cancerosa. Una mezcla compleja de factores, incluyendo el estilo de vida, el ambiente y la herencia, puede ser responsable. Los investigadores teorizan que la mayoría de la gente tiene genes dormidos que pueden producir células cancerosas. Estos genes permanecen dormidos hasta que son activados por un agente externo, una infección, la luz del sol, el tabaco, los contaminantes de los alimentos, el aire o el agua.

Usted puede desarrollar cáncer casi en cualquier parte de su tracto digestivo, pero la mayoría de cánceres gastrointestinales ocurre en el colon y en el recto, en donde los residuos alimenticios se mueven más lentamente y las toxinas persisten. Hay muchos tipos de cáncer. Los que tienen mayor probabilidad de ocurrir en los órganos digestivos incluyen:

Carcinomas. Éste es el nombre de los cánceres que empiezan en los tejidos que revisten o comprenden los órganos internos. La mayoría de cánceres del sistema digestivo pertenece a esta categoría.

Linfomas. Éstos son cánceres que se desarrollan en el sistema inmune, específicamente en los ganglios linfáticos. Tiene usted grupos de ganglios linfáticos en el cuello, pecho, axilas, abdomen e ingles. El tejido linfático existe también en el intestino y dentro o cerca de otros órganos internos.

Sarcomas. Estos cánceres empiezan en tejidos conectivos, como en el músculo o hueso. Existe músculo liso en todo el tracto digestivo.

Cáncer del esófago

El cáncer puede desarrollarse en cualquier parte del esófago. Los investigadores no están seguros de su causa, pero el riesgo aumenta si usted fuma o consume cantidades excesivas de alcohol. El esófago de Barrett, una complicación de la enfermedad por reflujo gastroesofágico (ERGE), es otro factor de riesgo conocido. (Vea página 66 para mayor información sobre el esófago de Barrett.) Las dietas con pocas frutas y vegetales parecen también aumentar el riesgo.

Signos y síntomas claves

- Dificultad para deglutir
- Sangre en el vómito o heces
- Pérdida de peso
- Dolor en el pecho

Los hombres tienen casi el doble de probabilidad de tener cáncer del esófago que las mujeres. Los negros tienen tres veces mayor probabilidad que los blancos.

Cáncer: hechos y cifras

Casos de cáncer por sitio y sexo

HOMBRES	MUJERES
Próstata 180,400	Mama 182,800
Pulmón y bronquios 89,500	Pulmón y bronquios 74,600
Colon y recto 63,600	Colon y recto 66,600
Vejiga urinaria 38,300	Cuerpo uterino 36,100
Linfoma No-Hodgkin 31,700	Linfoma No-Hodgkin 23,200
Melanoma de la piel 27,300	Ovario 23,100
Cavidad oral 20,200	Melanoma de la piel 20,400
Riñón 18,800	Vejiga urinaria 14,900
Leucemia 16,900	Páncreas 14,600
Páncreas 13,700	Tiroides 13,700
Todos los sitios 619,700	Todos los sitios 600,400

Muertes por cáncer por sitio y sexo

HOMBRES	MUJERES
Pulmón y bronquios 89,300	Pulmón y bronquios 67,600
Próstata 31,900	Mama 40,800
Colon y recto 27,800	Colon y recto 28,500
Páncreas 13,700	Páncreas 14,500
Linfoma No-Hodgkin 13,700	Ovario 14,000
Leucemia 12,100	Linfoma No-Hodgkin 12,400
Esófago 9,200	Leucemia 9,600
Hígado 8,500	Cuerpo uterino 6,500
Vejiga urinaria 8,100	Cerebro 5,900
Estómago 7,600	Estómago 5,400
Todos los sitios 284,100	Todos los sitios 268,100

Excluyendo cáncer de la piel, basal y de células escamosas, y carcinoma *in situ*, excepto vejiga urinaria.
American Cancer Society.
Surveillance Research, 2000 estimates

Desafortunadamente, los tumores muy pequeños en el esófago generalmente no producen ningún síntoma. A menudo, la primera indicación de que usted tiene un tumor esofágico es la dificultad progresiva para la deglución. Sin embargo, para entonces el cáncer puede haber crecido hasta llenar aproximadamente la mitad de la abertura del esófago. En el cáncer avanzado puede usted presentar pérdida de peso, dolor de pecho y sangre en el vómito o en las heces.

Los dos tipos más frecuentes de cáncer esofágico son:

Carcinoma de células escamosas. Este tipo de cáncer se forma en las células planas con escamas (escamosas) que revisten todo el esófago.

Adenocarcinoma. Éstos son cánceres en el tejido glandular que pueden desarrollarse en el esófago inferior (esófago de Barrett).

Diagnóstico

No hay pruebas de escrutinio para el cáncer del esófago. Si usted presenta síntomas, se le pueden practicar rayos X con bario. Inmediatamente antes de la serie de rayos X usted deglute un líquido que contiene bario, una sustancia metálica que delínea el esófago en color blanco. Esto ayuda a ver mejor los tumores y otras anormalidades en la placa de rayos X.

La endoscopía, un estudio más sensible, puede utilizarse en lugar de los rayos X con bario, o puede seguir a los rayos X con bario. El médico inserta un tubo delgado y flexible con una pequeña cámara (endoscopio) por la garganta hacia abajo buscando el cáncer o tejido sospechoso.

Si tiene cáncer, los análisis de sangre y la tomografía computarizada o el ultrasonido endoscópico pueden ayudar a determinar la extensión del tumor. En este último estudio, se coloca un endoscopio con un transductor de ultrasonido en el esófago. El transductor emite ondas de sonido que hacen eco en las paredes esofágicas, creando una imagen computarizada que muestra la extensión del cáncer en una pantalla de televisión.

Tratamiento

El tratamiento más frecuente para el cáncer esofágico es extirpar el segmento con cáncer y reconectar las secciones sanas restantes. Si se extirpa una porción grande del esófago, el cirujano puede formar un nuevo conducto de la garganta al estómago utilizando tejido de una porción del intestino. La cirugía puede curar el cáncer. Sin embargo, con mayor frecuencia sólo disminuye los síntomas y puede prolongar la supervivencia. Finalmente el cáncer se repite.

Algunas veces se usa quimioterapia y radiaciones, solas o en combinación, para disminuir los síntomas, reducir el tamaño del tumor o destruir las células cancerosas del tumor que se han diseminado.

Otro método de tratamiento, llamado terapia fotodinámica, utiliza medicinas que hacen que las células del cáncer se vuelvan sensibles a la luz del láser, por lo que un láser puede destruirlas.

Una vez que el cáncer esofágico se diagnostica, el pronóstico depende a menudo del grado de diseminación del tumor, y es conveniente discutirlo con su médico.

Cáncer del estómago

A partir de 1900, la incidencia del cáncer del estómago en Estados Unidos ha disminuido 75 por ciento. Los investigadores creen que los mejores métodos de preservación de alimentos pueden ser la razón principal de esta disminución. Actualmente, la mayoría de los alimentos perecederos se congela o refrigera. Hace años, los métodos para conservar los alimentos eran salarlos y ahumarlos, procesos que pueden haber llevado a la formación de sustancias que causan cáncer (carcinógenos) en el alimento.

Signos y síntomas claves

- Dolor en el abdomen superior
- Náusea y vómito
- Falta de apetito
- Sensación de llenura después de comer sólo una cantidad moderada
- Sangre en el vómito o en las heces

El mejor estado socioeconómico y las medidas sanitarias pueden ser responsables también de la disminución al reducir la incidencia de infección por *Helicobacter pylori* (*H. pylori*). El *H. pylori* es una bacteria asociada a úlcera péptica y cáncer del estómago.

Otros factores de riesgo del cáncer del estómago pueden incluir:

- Fumar
- Consumo excesivo de alcohol

- Antecedentes familiares de cáncer del estómago

- Pequeños crecimientos en el revestimiento del estómago (pólipos adenomatosos)

- Cirugía previa para extirpar una porción del estómago (gastrectomía parcial)

- Deficiencia de vitamina B-12 (anemia perniciosa) y atrofia asociada del revestimiento del estómago

Del 90 a 95 por ciento de los cánceres del estómago se forma en los tejidos glandulares que revisten el estómago (adenocarcinomas). En comparación con otros tipos de cáncer, el cáncer del estómago es ahora poco frecuente en Estados Unidos. Sin embargo, en países subdesarrollados en donde se ahúman y salan los alimentos para preservarlos, y el *H. pylori* es prevalente, el cáncer del estómago es la causa principal de muerte por cáncer.

Diagnóstico y tratamiento

Un estudio de rayos X con bario y la endoscopía son los estudios más frecuentes para diagnosticar cáncer del estómago. El ultrasonido endoscópico puede determinar la extensión del tumor en la pared del estómago y en los tejidos adyacentes.

Existen tres tratamientos principales para el cáncer del estómago: cirugía, quimioterapia y radiación. El tipo de tratamiento que usted puede recibir depende de muchos factores, incluyendo la localización y el estadio del cáncer, así como su salud en general.

La cirugía es el único medio para curar algunos cánceres del estómago. Si el cáncer está limitado al estómago y ganglios linfáticos cercanos, el cirujano puede extirpar los ganglios linfáticos y todo o una porción del estómago. Si el cáncer es avanzado, extirpando una porción del estómago puede aliviar síntomas, como vómito o sangrado.

La quimioterapia y radiación puede disminuir el tamaño de los tumores, lo que puede aliviar los síntomas y prolongar la supervivencia. Algunos estudios sugieren que puede también retrasar o prevenir la recurrencia del cáncer después de la cirugía.

Si se detecta temprano, el cáncer del estómago puede curarse a menudo. El pronóstico del cáncer más avanzado depende del grado de diseminación del tumor. Es conveniente discutir esto con su médico.

Cáncer del intestino delgado

Este tipo de cáncer es raro, sólo dos por ciento de los cánceres digestivos ocurre en el intestino delgado, y se reportan menos de 2 500 casos cada año en Estados Unidos. De éstos, los adenocarcinomas son los más frecuentes.

La causa del cáncer del intestino delgado se desconoce, pero tiene mayor riesgo de desarrollar este tipo de cáncer si tiene enfermedad de Crohn o antecedentes de inflamación en el intestino delgado. El cáncer se diagnostica con mayor frecuencia en personas entre 50 y 60 años de edad.

> ## Signos y síntomas claves
>
> - Cólicos
> - Distensión abdominal
> - Náusea y vómito
> - Sangre en las heces
> - Pérdida de peso

Diagnóstico y tratamiento

El cáncer del intestino delgado típicamente no produce síntomas en sus estadios tempranos. El cáncer se detecta más a menudo en sus estadios avanzados después de una serie de rayos X con bario o una TC del intestino delgado. Dependiendo de la localización del tumor, los médicos pueden ver y remover una muestra de tejido (biopsia) usando un endoscopio.

El tratamiento convencional es la extirpación quirúrgica del tejido canceroso. Si no es posible la cirugía o no detiene el cáncer, su médico puede recomendar quimioterapia, radiación o ambas, para hacer más lento el crecimiento del tumor y aliviar los síntomas. El pronóstico de este tipo de cáncer depende del grado de diseminación del tumor.

Cáncer de la vesícula biliar y de los conductos biliares

También raro, el cáncer de la vesícula biliar afecta a uno de cada 50 000 estadounidenses, generalmente mujeres en los 60 y 70 años de edad con antecedentes de cálculos vesiculares. El riesgo de cáncer de la vesícula biliar es cuatro a cinco veces mayor si tiene cálculos. Por razones inciertas, el riesgo parece ser también mayor si tiene un cálculo grande, único, en lugar de muchos cálculos pequeños.

Más de 80 por ciento de los cánceres de la vesícula biliar son adenocarcinomas. Debido a que el cáncer temprano de la vesícula biliar causa pocos síntomas, raras veces se diagnostica a tiempo para curarlo. Cuando se desarrollan los síntomas, generalmente son resultado de la invasión y obstrucción del cáncer en las estructuras vecinas, como los conductos biliares, causando ictericia.

El cáncer de los conductos biliares (colangiocarcinoma) puede involucrar los conductos biliares dentro del hígado o puede ocurrir en los conductos fuera del hígado. La colangitis esclerosante primaria, un trastorno inflamatorio que afecta los conductos biliares a menudo asociado a colitis ulcerosa, es un factor de riesgo conocido.

> ## Signos y síntomas claves
>
> - Color amarillo de la piel y ojos (ictericia)
> - Dolor abdominal
> - Náusea
> - Fatiga
> - Pérdida de peso

Diagnóstico y tratamiento

Los cánceres tempranos se encuentran a menudo incidentalmente durante la cirugía de la vesícula biliar para los cálculos vesiculares. Las imágenes de ultrasonido pueden identificar el cáncer de la vesícula sólo la mitad de las veces aproximadamente, sobre todo cuando la enfermedad está en etapa tardía. Otras técnicas de imagen, como la tomografía computarizada (TC), proporcionan poca ayuda para detectar los cánceres tempranos, aunque estos estudios pueden ayudar a determinar qué tan avanzado está el cáncer.

La extirpación de la vesícula biliar puede curar el cáncer temprano. Una vez que el cáncer se ha diseminado, su médico se enfoca en aliviar el dolor y mejorar la calidad de vida con medicinas o radiación.

El cáncer de los conductos biliares generalmente se trata con cirugía para extirpar el cáncer. El tratamiento puede también incluir radiación o quimioterapia. Si no es posible la cirugía, su médico puede colocar un pequeño dispositivo (stent) en el conducto para mantenerlo abierto y aliviar la ictericia.

El pronóstico del cáncer de la vesícula biliar y el cáncer de los conductos biliares depende del grado de diseminación del tumor.

Cáncer del hígado

La mayoría de cánceres del hígado no empiezan en el hígado, sino que se diseminan de otros lugares (cáncer secundario o metastásico). El cáncer primario que empieza en el hígado es menos frecuente.

Hay varios tipos de cáncer primario del hígado, pero más de ocho de cada 10 son carcinomas hepatocelulares (hepatomas). Éstos son cánceres que se desarrollan de los hepatocitos, las células más comunes en el hígado. Los investigadores teorizan que algo daña el ácido desoxirribonucleico (ADN) de las células del hígado, haciendo que se vuelvan cancerosas.

> **Signos y síntomas claves**
>
> - Dolor abdominal
> - Pérdida de peso
> - Hinchazón abdominal
> - Coloración amarilla de la piel y ojos (ictericia)

El cáncer del hígado es dos veces más frecuente en el hombre que en la mujer, y ocurre típicamente después de los 40 años de edad. Estos factores pueden aumentar el riesgo:

- Cirrosis

- Hepatitis crónica B o C

- Exposición a largo plazo a la aflatoxina, un factor tóxico producido por el hongo *Aspergillus*

- Exposición al cloruro de vinilo utilizado en algunos plásticos

- Uso a largo plazo de hormonas masculinas que aumentan la masa muscular y la fuerza (esteroides anabólicos)

Diagnóstico

Se calcula que 15 000 casos de cáncer del hígado serán diagnosticados este año en Estados Unidos. Igual que la mayoría de otros cánceres digestivos, el cáncer del hígado ordinariamente produce pocos síntomas en sus etapas tempranas. Cuando aparecen los síntomas, el cáncer a menudo está más allá de la curación, aunque no más allá del tratamiento.

Los estudios de imagen del hígado —ultrasonido, TC o resonancia magnética (RM)— son generalmente el primer paso. Si uno de estos estudios sugiere cáncer, puede seguir una biopsia para remover y examinar muestras de tejido.

Tratamiento

La cirugía es el tratamiento más efectivo para el cáncer del hígado. Si el cáncer es suficientemente pequeño, el médico puede ser capaz de extirpar el tumor y curar el cáncer. En un grupo limitado de personas que cumplen con criterios específicos de salud, el trasplante hepático puede ser también una opción. Otros tratamientos para el cáncer del hígado a menudo no son curativos, pero pueden aliviar los síntomas y prolongar la supervivencia. Éstos incluyen:

- Bloquear el aporte sanguíneo al tumor ligando quirúrgicamente la arteria que irriga el cáncer, o inyectando materiales que ocluyen la arteria (embolización)

- Bloquear el aporte sanguíneo al tumor e instilar un medicamento quimioterapéutico en la arteria ocluida (quimioembolización)

- Inyectar alcohol concentrado en el tumor para destruir las células cancerosas (ablación con etanol)

- Destruir el tumor mediante congelación (criocirugía)

- Destruir las células cancerosas con energía de ondas de radio de alta frecuencia (ablación con radiofrecuencia)

La quimioterapia tradicional y la radiación pueden disminuir temporalmente el tamaño del tumor, pero estos tratamientos generalmente no ayudan a la gente a vivir mucho más.

El pronóstico del cáncer del hígado depende del grado de diseminación del tumor. Este punto es conveniente discutirlo con su médico.

Cáncer del páncreas

Aun cuando el cáncer del páncreas es responsable únicamente de uno a dos por ciento de todos los cánceres en Estados Unidos, es la cuarta causa de muerte por cáncer. La razón de esta mortalidad es que generalmente se diagnostica demasiado tarde. El cáncer no produce típicamente síntomas hasta que es avanzado e incurable. Además, el páncreas está localizado profundamente en el abdomen detrás de otros órganos, haciendo imposible que su médico detecte un tumor palpando el área. Noventa y cinco por ciento de cánceres del páncreas son adenocarcinomas que se desarrollan en el revestimiento de los conductos pancreáticos y pueden crecer sin detectarse durante años.

> **Signos y síntomas claves**
>
> - Dolor abdominal
> - Pérdida de peso
> - Coloración amarilla de la piel y ojos (ictericia)

Los investigadores están progresando en la comprensión de la forma en que los cambios en el ADN pueden llevar al cáncer de páncreas. Pero no es claro cómo y por qué se desarrolla este cáncer. Varios factores pueden aumentar el riesgo:

Fumar. El uso del tabaco puede desempeñar un papel en una de cada tres personas que desarrollan cáncer pancreático.

Antecedentes familiares. El cáncer del páncreas parece ocurrir en familias.

Edad. La mayoría de la gente tiene entre 60 y 80 años de edad cuando se diagnostica la enfermedad.

Sexo. Los hombres tienen 30% más de probabilidad que las mujeres de desarrollar cáncer pancreático.

Grupo étnico. Los negros tienen mayor probabilidad de desarrollar la enfermedad que otros grupos étnicos.

Alcohol. Algunos estudios sugieren que el consumo excesivo de alcohol puede aumentar el riesgo. Otros estudios no confirman esto. Se requiere más investigación.

Pancreatitis crónica. La mayoría de la gente con inflamación prolongada del páncreas (pancreatitis) no desarrolla cáncer del páncreas, pero algunas lo hacen. Se desconoce la causa.

Diagnóstico y tratamiento

Los estudios diagnósticos más frecuentes para detectar el cáncer pancreático son ultrasonido, TC y RM. Si el estudio sugiere cáncer, el siguiente paso puede ser una biopsia con aguja guiada por ultrasonido para remover muestras de tejido. Las muestras de tejido pueden obtenerse también utilizando un tubo flexible, largo, con dispositivos de corte (endoscopio). El endoscopio se inserta por la boca al esófago y al estómago hasta el intestino delgado (duodeno), en donde el páncreas excreta sus sustancias químicas.

Si el cáncer está confinado al páncreas, extirpando quirúrgicamente todo o parte del páncreas puede ocasionalmente conducir a la curación. El procedimiento de Whipple es el procedimiento quirúrgico más utilizado. Esta operación extirpa parte del páncreas, parte del estómago y la primera porción del intestino delgado, junto con la vesícula biliar y parte del conducto biliar común. Es una operación difícil. En hospitales grandes, en los que los cirujanos tienen experiencia con el procedimiento, dos por ciento de los pacientes muere por complicaciones quirúrgicas. En hospitales más pequeños la tasa de mortalidad es más alta. La radiación y la quimioterapia pueden ayudar a prolongar la supervivencia, pero no curan el cáncer del páncreas. El pronóstico del cáncer más avanzado depende del grado de diseminación del tumor.

Cáncer del colon y recto

De todos los cánceres digestivos, el cáncer del colon y recto (cáncer colorrectal) es el más frecuente. Cada año se diagnostican aproximadamente 130 000 casos de cáncer colorrectal en Estados Unidos. A diferencia de otros cánceres digestivos, la supervivencia a largo plazo es buena si la enfermedad se detecta tempranamente. La supervivencia a cinco años de los pacientes con cáncer colorrectal en estadio temprano es mayor de 90 por ciento.

Signos y síntomas claves

- Sangre en las heces
- Cambio en los hábitos intestinales
- Dolor abdominal
- Pérdida de peso

Los estudios de escrutinio pueden ayudar a detectar el cáncer colorrectal en sus estadios tempranos. El problema es que mucha gente no aprovecha el escrutinio. Por eso en parte el cáncer colorrectal es responsable de la muerte de más de 50 000 estadounidenses cada año, en seguida del cáncer pulmonar, que es la causa principal de muerte por cáncer en Estados Unidos. Una vez que el cáncer colorrectal se disemina a los órganos o ganglios linfáticos adyacentes, la supervivencia a cinco años disminuye.

¿Está usted en riesgo?

Igual que con muchos otros cánceres digestivos, la genética y el estilo de vida parecen desempeñar un papel importante en el desarrollo del cáncer colorrectal. Los factores de riesgo conocidos incluyen:

Antecedentes familiares. Tiene usted un riesgo mayor del promedio de desarrollar cáncer colorrectal si otros familiares lo tienen. Todos los tipos de cáncer colorrectal tienen una base genética. Sin embargo, en algunos tipos —entre cinco y 10 por ciento de los cánceres colorrectales— el riesgo de heredar la enfermedad es muy alto.

Un tipo de cáncer hereditario es el llamado síndrome de cáncer colorrectal hereditario sin poliposis (CCHSP). Si usted tiene este trastorno, tiene un 50 por ciento de probabilidad de transmitir el gen a cada uno de sus hijos. Tiene usted también 80 por ciento de probabilidades de tener cáncer del colon, y a una edad más temprana. La edad promedio del diagnóstico de las personas con CCHSP es 45, en comparación con 65 años para una persona con cáncer colorrectal no hereditario.

Otro trastorno hereditario es la poliposis adenomatosa familiar (PAF), que produce cientos, incluso miles, de diminutos crecimientos precancerosos (pólipos) en el colon y recto. Los pólipos aparecen primero típicamente en la adolescencia. El cáncer casi siempre se desarrolla en uno o más de estos pólipos, generalmente entre los 30 y 50 años de edad.

Pólipos colorrectales. Más de 95 por ciento de cánceres del colon y recto empieza como cambios en el revestimiento intestinal (adenomas). Estos cambios aparecen como pólipos. No todos los pólipos se vuelven cancerosos, pero casi todos los cánceres del colon empiezan como pólipos (vea "Pólipos colorrectales: signos tempranos de advertencia" en la página 181).

Cáncer colorrectal previo. Los nuevos cánceres o pólipos pueden desarrollarse en otras localizaciones en el colon o recto.

Grupo étnico. Los hombres y mujeres de raza negra tienen riesgo aumentado de cáncer colorrectal. Entre 1973 y 1992, el cáncer colorrectal en hombres negros aumentó 40 por ciento, y en mujeres negras, 16 por ciento.

Edad. Nueve de cada diez personas que tienen cáncer colorrectal son mayores de 50 años de edad.

Antecedentes de enfermedad inflamatoria intestinal. Una historia de colitis ulcerosa o enfermedad de Crohn del colon de largo plazo aumenta el riesgo de cáncer colorrectal.

Fumar. La investigación muestra tasas mayores de cáncer del colon en la gente que fuma. Mientras más tiempo fume y más tabaco use, mayor es el riesgo.

Alimentación. La gente que consume una dieta rica en grasa, especialmente si contiene mucha carne roja de res, cerdo y cordero, tiene mayor riesgo. Por otro lado, una dieta rica en fibra ha sido considerada desde hace mucho tiempo como una forma de disminuir el riesgo de cáncer colorrectal. Sin embargo, el papel de la fibra es controvertido. Los estudios recientes sugieren que la fibra no protege del cáncer colorrectal.

Ejercicio. La gente que es inactiva tiende a tener riesgo aumentado de cáncer colorrectal.

Síntomas

Los síntomas pueden variar dependiendo de la localización y extensión del cáncer. Un cáncer localizado en el colon inferior o en el recto puede bloquear el paso de heces, produciendo cólicos y haciendo difícil la evacuación. Puede sentir frecuentemente la urgencia de tener una evacuación, e incluso después de tenerla puede sentir todavía la urgencia. La sangre en las heces o en la taza del baño es otro signo de advertencia.

El cáncer localizado en el colon superior puede causar anemia y fatiga, debido a pérdida de sangre que puede no verse. La sangre generalmente está mezclada con las heces y es oscura. Otros síntomas incluyen diarrea persistente o estreñimiento, disminución del apetito, pérdida de peso sin explicación y dolor abdominal.

Diagnóstico

Se dispone de muchos estudios para vigilar el colon y el recto e identificar el cáncer. Incluyen:

- Colonoscopía
- Sigmoidoscopía
- Rayos X del colon (enema con bario)
- Tacto rectal
- Prueba de sangre oculta en heces

La colonoscopía es el estándar de oro para la detección del cáncer del colon. Durante este procedimiento se inserta un tubo delgado y flexible con una pequeña cámara en el recto y se pasa a través del colon. El procedimiento permite al médico buscar cáncer o pólipos precancerosos. La detección y extirpación de los pólipos reduce más de 90 por ciento su probabilidad de tener cáncer del colon. Una alternativa a la colonoscopía es la sigmoidoscopía combinada con rayos X del colon.

Tratamiento

La cirugía y la quimioterapia son los dos principales tratamientos para el cáncer del colon. El cáncer rectal tiene las mismas opciones de tratamiento mas radioterapia. Dependiendo del tipo de cáncer que usted tenga (colon o recto), su salud en general y el tamaño, localización y extensión del tumor, se le puede aplicar una o las tres formas de tratamiento.

Pólipos colorrectales: signos tempranos de advertencia

El revestimiento interior del colon y recto generalmente es liso. Pero algunas personas tienen pólipos, crecimientos en forma de hongos que emergen del revestimiento y se proyectan hacia el canal a través del cual pasan los residuos alimenticios. La mayoría de la gente con pólipos tiene uno o unos cuantos pólipos en un momento determinado, pero algunos pueden tener cientos o miles.

Su riesgo de tener pólipos aumenta con la edad. Hasta 4 de cada 10 personas mayores de 60 años de edad tienen pólipos. La mayoría de los pólipos no se vuelve canceroso, pero algunos sí. Mientras más pequeño es el pólipo, menor es la probabilidad de ser canceroso. El estadio precanceroso es su oportunidad para detectar y extirpar los pólipos. Su médico puede extirpar los pólipos durante la colonoscopía. Se pasa un alambre delgado en el interior de un endoscopio para rodear y cortar el pólipo.

Se debe usted practicar una colonoscopía, o una sigmoidoscopía combinada con rayos X del colon, empezando a la edad de 50 años. Repita el estudio cada cinco años. Si usted tiene riesgo de cáncer colorrectal mayor del promedio, su médico puede recomendar que el escrutinio empiece a una edad más temprana, y que se practique con mayor frecuencia. El capítulo 4 contiene más información sobre los estudios diagnósticos.

En un intento por identificar en un estadio todavía más temprano a la gente que puede tener riesgo de pólipos y cáncer subsecuente, los médicos de la Clínica Mayo están experimentando con una lente de aumento adherida a un colonoscopio. Con la lente —que amplifica hasta 100 veces el tamaño normal— los médicos buscan cambios en el patrón celular llamados focos aberrantes de criptas (FAC) en el tejido que reviste el colon. Los investigadores cuentan el número de FAC que encuentran en los participantes del estudio para ver si cierto número equivale a un mayor riesgo de pólipos.

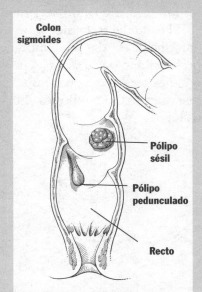

Colon sigmoides

Pólipo sésil

Pólipo pedunculado

Recto

Los pólipos son crecimientos pequeños no cancerosos de formas diversas que pueden aparecer en el colon y recto. Los pólipos que crecen sobre tallos son llamados pedunculados. Los pólipos planos y de base ancha son pólipos sésiles.

La cirugía es a menudo el tratamiento de elección debido a los diversos procedimientos disponibles y su tasa de éxito. Si el cáncer es pequeño, es posible que su médico pueda extirparlo durante la colonoscopía (polipectomía). De otro modo, su médico hará una incisión en el abdomen y extirpará la porción cancerosa del colon, junto con un poco de colon sano de cada lado. El cirujano puede intentar también remover células cancerosas que puedan haber migrado del tumor original a otros tejidos, como los ganglios linfáticos.

Otra opción es la cirugía laparoscópica. Los cirujanos extirpan una porción del colon a través de tres o cuatro pequeñas incisiones, en lugar de una incisión grande. Entre los cirujanos que tienen experiencia con esta técnica, la cirugía laparoscópica ha tenido buenos resultados con un estancia más breve en el hospital y, tal vez, menor riesgo de complicaciones postoperatorias.

La cirugía puede ser seguida de radiación o quimioterapia para destruir las células cancerosas todavía presentes después de la cirugía. En el cáncer avanzado que no puede ser tratado quirúrgicamente, la radiación y la quimioterapia pueden ayudar a disminuir el tamaño de los tumores, aliviando los síntomas y prolongando la supervivencia.

El éxito del tratamiento depende de lo avanzado del cáncer. Si la enfermedad se detecta tempranamente, tiene usted una excelente probabilidad de curación. Una vez que el cáncer se disemina a los órganos y a los ganglios linfáticos cercanos, las tasas de supervivencia disminuyen. Su médico es el más calificado para discutir esto con usted.

Recursos adicionales

Puede contactar estas organizaciones de Estados Unidos para obtener mayor información sobre los trastornos digestivos. Algunos grupos ofrecen material impreso o videos en inglés gratuitos. Otros tienen material o videos en inglés que puede usted comprar.

American Cancer Society

1599 Clifton Road, N.E
Atlanta, GA 30329-4251
800-ACS-2345
Internet: *www.cancer.org*

American College of Gastroenterology

4900-B South 31St.
Arlington, VA 22206-1656
703-820-7400
Internet: *www.acg.gi.org*

American Gastroenterological Association

7910 Woodmont Ave., 7th Floor
Bethesda, MD 20814
Internet: *www.gastro.org*

American Hemochromatosis Society Inc.

777 E. Atlantic Avenue
Suite Z-363
Delray Beach, FL 33483-5352
561-266-9037
Fax: 561-278-0171
Internet: *www.americanhs.org*

American Institute for Cancer Research

1759 R St. N.W.
Washington, DC 20009
800-843-8114
Internet: *www.aicr.org*

American Liver Foundation

75 Maiden Lane, Suite 603
New York, NY 10038-4810
800-465-4837
Fax: 973-256-3214
Internet: *www.liverfoundation.org*

American Society of Colon and Rectal Surgeons

85 W. Algonquin Road
Suite 550
Arlington Heights, IL 60005
847-290-9184
Fax: 847-290-9273
Internet: *www.fascrs.org*

Celiac Disease Foundation

3251 Ventura Blvd., #1
Studio City, CA 91605-1838
818-990-2354
Fax: 818-990-2379
Internet: *www.celiac.org*

Celiac Sprue Association/USA Inc.

P.O. Box 31700
Omaha, NE 68131-0700
402-558-0600
Fax: 402-558-1347
Internet: *www.csaceliacs.org*

Centers for Disease Control and Prevention

1600 Clifton Road
Atlanta, GA 30333
800-311-3435
Internet: *www.cdc.gov*

Crohn's and Colitis Foundation of America

386 Park Ave. S., 17th Floor
New York, NY 10016-8804
800-932-2423
Fax: 212-779-4098
Internet: *www.ccfa.org*

Gluten Intolerance Group of North America

15110 10th Ave., SW.
Suite A
Seattle, WA 98166-1820
206-246-6652
Fax: 206-246-6531

Hepatitis Foundation International

30 Sunrise Terrace
Cedar Grove, NJ 07009-1423
800-891-0707
Fax: 973-857-5044
Internet: *www.hepfi.org*

Iron Disorders Institute

P.O. Box 2031
Greenville, SC 29602
864-241-0111
Fax: 864-878-5594

Iron Overload Diseases Association Inc.

433 Westward Drive
North Palm Beach, FL 33408-5123
561-840-8512
Fax: 561-842-9881
Internet: *www.ironoverload.org*

International Foundation for Functional Gastrointestinal Disorders

P.O. Box 17864
Milwaukee, WI 53217
888-964-2001
Internet: *www.iffgd.org*

Mayo Clinic Health Information

Internet: *www.mayoclinic.com*

National Cancer Institute

Public Inquiries Office
Building 31, Room 10A03
31 Center Drive, MSC 2580

Bethesda, MD 20892-2580
800-4-CANCER
Internet: *www.cancernet.nci.nih.gov*

National Digestive Disease Information Clearinghouse

2 Information Way
Bethesda, MD 20892-3570
301-654-3810
Fax: 301-907-8906
Internet: *www.niddk.nih.gov/health/digest/nddic.htm*

National Institute of Diabetes and Digestive and Kidney Diseases

Office of Communications
NIDDK, NIH
31 Center Drive, MSC 2560
Bethesda, MD 20892-2560
301-496-3583
Internet: *www.niddk.nih.gov*

The Hemochromatosis Foundation Inc.

P.O. Box 8569
Albany, NY 12208
518-489-0972
Fax: 518-489-0227
Internet: *www.hemochromatosis.org*

Tri-County Celiac Sprue Support Group

TCCSSG Shopping Guide
34638 Beechwood
Farmington Hills, MI 48335
248-477-5953

United Ostomy Association Inc.

19772 MacArthur Blvd., Suite 200
Irvine, CA 92612-2405
800-826-0826
Internet: *www.uoa.org*

Índice